シミュレーションで学ぶ
避難所の立ち上げから管理運営 HAPPY

エマルゴトレイン
システム手法を用いて

監修 **山﨑達枝**
東京医科大学医学部看護学科准教授

編集 **江部克也**
長岡赤十字病院救命救急センター長

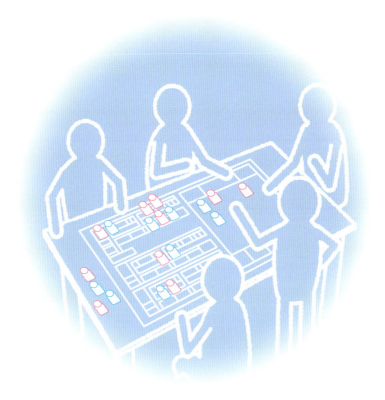

荘道社

執筆者一覧

■監修

山﨑 達枝　　東京医科大学医学部看護学科准教授

■編集

江部 克也　　長岡赤十字病院救命救急センター長

■執筆者（執筆順）

江部 克也　　長岡赤十字病院救命救急センター長
五十嵐一博　　長岡赤十字病院人事課
中島　晃　　　長岡赤十字病院人事課長
立田 朋子　　埼玉県立循環器・呼吸器病センター看護部
山川 博実　　新潟県厚生連佐渡総合病院看護部
圓角 文英　　公立能登総合病院脳神経外科部長
山﨑 達枝　　東京医科大学医学部看護学科准教授
稲垣 文彦　　公益社団法人中越防災安全推進機構震災アーカイブス・メモリアルセンター長
上田 耕蔵　　神戸協同病院院長
足立 了平　　神戸常盤大学短期大学部口腔保健学科教授
藤原　大　　　坂総合病院リハビリテーション科長
渡邊 千恵　　東松島市仙石病院栄養課主任
峯村 純子　　昭和大学横浜市北部病院薬局
小国 紀子　　岩手県立釜石病院副総看護師長
永井 幸寿　　アンサー法律事務所所長・弁護士
古矢 光正　　株式会社日本衛管指導センター代表取締役・作業環境測定士
芳賀 幸一　　社会福祉法人親和会障がい者支援施設望みの園はまなす施設長
髙橋 洋子　　石巻赤十字病院医療社会事業副部長
津田佐都子　　石巻赤十字病院看護副部長
髙橋 秀信　　仙台市視覚障害者福祉協会会長・宮城県立視覚支援学校教諭

監修にあたって―はじめに

　傷病者への一刻も早い救助・治療が求められるなかで，東日本大震災後には，すべての災害拠点病院にDMAT（災害派遣医療チーム）が配置され，混乱を極める状況でも通常時と同様の医療体制が築けるように災害拠点病院の充実・強化が図られています．しかし，どの災害にも言えることですが，災害発生後の救援だけではなく，私たち一人ひとりが日頃から「減災」の意識をもつことが多くの命を守ることにつながると痛感します．

　東日本大震災後の避難所での食事・トイレなどなど衛生，生活環境は，あまりにも過酷な状況でした．そのためせっかく助かった命が避難所で失われるという災害関連死も発生しました．今後も日本の各地で災害が発生し，私たちは災害と共存していくことになり，いつ被災者になるかもしれません．そこで新たな災害発生に備えるためには，東日本大震災や過去の災害から得られた多くの教訓，特に避難所について学び備えることが重要と痛感しました．

　その学びの手法として，実際に近い形で体験することができるシミュレーションによる研修・訓練が有効だと思います．

　本書の特徴は，その実践的に学べるシミュレーション教育エマルゴトレインシステム手法を用いて，さらに課題解決型学習法を取り入れていることです．課題解決型学習法とは，与えられた課題を解決していく課程で能力を育成する学習といわれています．過去の災害検証により取りあげられた課題から，参加者は主体的に学び考えようとする，グループワークによりお互いの意見から刺激を受け，問題解決能力を養い，多くの情報から深く考えられる訓練，体験学習を行うことが可能となります．

　避難所をイメージしながら体験学習ができるように企画しましたので，非常時にも落ち着いて冷静に状況を判断し，速やかに行動できると確信しています．

■第Ⅰ章　避難所の立ち上げから管理運営

　災害発生直後に開設される避難所は被災者の命の安全を守る一時的な避難場所となります．避難してくる人々が安全に安心して避難生活を送るにはどうしたらよいか，時間の流れや場の違いから考えられる問題を提示し，一緒にその解決策を考えて行く机（図）上訓練を紹介します．

　なお，使われている人形は，エマルゴトレインシステム（ETS）では，マグネットシンボルと記載されていますが，本書では，親しみやすい表現としてシンボル（人形）と記載しました．

■第Ⅱ章　災害（震災）関連死から被災者を守る―パブリックヘルス

　避難所での集団生活には，健康障害を起こす危険因子がたくさん考えられます．助かった

尊い命が災害（震災）関連死で亡くなるということがないように，その危険因子を集団全体で下げる集団へのアプローチが重要だと考えます．そこで私たちにできる日常生活への支援を視点に，衛生，栄養（食料・水），感染予防などに焦点をあて，被災者とともにさまざまなリスクが克服されるように項目立てをしました．

　なお，災害対策基本法上では，"災害時要配慮者"と使われていますが，一般市民には"要援護者"という言い方が定着しているようですので，本書では"要援護者"と表記しています．

■第Ⅲ章　こころのケア

　災害発生直後から，被災地には「こころのケアチーム」とその道の専門家が入ってきます．死が身近に迫っていた恐怖を感じた方々ですので誰もが辛く悲しい思いを忘れることはできません．たしかに，こころのケアは必要です．

　そこで，被災者にとって基本的なこころのケアとは何であろうか，子どもと成人に分け，私たちができるこころのケアについて取りあげました．

■第Ⅳ章　被災体験者からのメッセージ

　災害（震災）時の状況を少しでも理解できるように，被災体験や被災しながらも地域の人々の力になりたいと被災地で活動された方々の実際例を紹介しています．

　災害医療はまだ歴史は浅く，さらに避難所のケアは新しい分野です．本書が医療者のみならず，行政・学校で働く方々や一般市民の方など，一人でも多くの皆様に読んでいただき，シミュレーション教育としてご活用いただけるよう願っております．

　末筆ではありますが，関係者の皆様への感謝の気持ちを添え，執筆者代表の挨拶とさせていただきます．

　2016年3月

山﨑達枝

編集にあたって

「エマルゴを使って，避難所のシミュレーションをつくってみようか」という，エマルゴトレインシステムのシニアインストラクターの集まりでの軽い雑談のなかから，「Happy」のプロジェクトはスタートしました．

しかし，いざ考えはじめると，なかなか難しいことに気づきました．避難所に関するマニュアルや避難所生活の体験談をまとめた書籍は多くみられますが，避難所についてを学ぶための書籍やシミュレーションはほとんどないのです．

本書の執筆者だけではなく，多くの賛同者の方々の力を借りて，内容を詰め，試行錯誤を重ねた結果，わかりやすく，楽しみながら行うことのできるエマルゴトレインシステムの手法を取り入れた，避難所全体を理解するためのシミュレーション「Happy」ができたと思っています．

昨年（2015年）開催されたエマルゴトレインシステムのインターナショナルミーティングでも，他国のインストラクターから多くの関心が寄せられました．実際の参加者からは，「支援者の立場での勉強のためのシミュレーションにとどまらず，一般の方々に避難所生活を理解してもらうためのシミュレーションとしても役立つのでは？」というご意見が多く寄せられています．本書を読んでいただき興味を持たれた方は，ぜひ体験されることをお勧めいたします．

また，本書は，Happyについて解説しながら避難所について学ぶことを目的としており，欲張りすぎて言葉が不十分なところも多々あるかと思いますが，避難所についての入門書と割り切っていただき，次の災害に備えて学ぼうとする志のある方々の一助となれば幸いです．

最後に，本書を世に送り出すきっかけを与えてくださった山﨑達枝先生，執筆以外でご協力をいただいた皆々様に感謝を捧げます．

2016年 春

江部克也

CONTENTS

第 I 章 避難所の立ち上げから管理運営 ……………………………… 1

1. HAPPY について ……………………………… 江部克也　2

2. 必要物品について ……………………………… 4

1. HAPPY 教材の説明 ……………………………… 五十嵐一博　4
1) HAPPY 開催に必要なファシリテーターと受講生数　4
2) 教材　5

2. HAPPY のファシリテーター ……………………………… 中島　晃　12
1) ファシリテーターとは　12
2) Target level（ターゲットレベル）　13
3) ファシリテーターに求められる知識・技能　14
4) 質問などについての対応・フィードバック　15
5) ファシリテーターの資格について　15

3. 手法について ……………………………… 17

1. HAPPY1―避難所の立ち上げと被災者の受け入れ
……………………………… 立田朋子　17
1) 避難所の開設に向けて　17
2) HAPPY1 の概要と進め方　17

2. HAPPY2―急性期における避難所運営の問題点と対応
……………………………… 山川博実　22
1) 避難所開設からの時期的な想定について　22
2) HAPPY2 の概要と進め方　22

3. HAPPY3―慢性期における避難所のアセスメント …… 圓角文英　27
1) 慢性期の避難所について　27
2) HAPPY3 の概要と進め方　29

4. 避難所について　　　　　　　　　　　　　　　　　　山川博実　*33*

 1．避難所の目的　　　　　　　　　　　　　　　　　　　　　　　　　*33*
 2．避難所の機能　　　　　　　　　　　　　　　　　　　　　　　　　*33*
 3．避難対象者　　　　　　　　　　　　　　　　　　　　　　　　　　*35*
 4．避難所運営の流れ　　　　　　　　　　　　　　　　　　　　　　　*36*
  1）初動期（災害発生直後）の避難所（発生直後〜24時間）　*36*
  2）展開期〜安定期の避難所（24時間〜2週間，2週間目以降）　*36*
  3）維持期〜撤収期の避難所（ライフラインの回復後）　*37*
 5．大規模災害時の避難所の状況想定　　　　　　　　　　　　　　　　*38*
 6．避難所運営と役割分担の実際　　　　　　　　　　　　　　　　　　*38*
  1）避難所の開設準備と役割分担　*38*
  2）避難所運営委員会の役割　*38*
  3）避難スペースの確保　*44*
  4）避難者名簿の作成　*46*

5. 福祉避難所について　　　　　　　　　　　　　　　　　　立田朋子　*48*

 1．福祉避難所の概念　　　　　　　　　　　　　　　　　　　　　　　*48*
 2．発災前に行う福祉避難所立ち上げの準備　　　　　　　　　　　　　*50*
  1）福祉避難所へ入所対象となる人の把握　*50*
  2）福祉避難所の指定と利用可能な施設の把握　*50*
  3）福祉避難所の物資・器材・人材・移送手段の確保　*50*
  4）福祉避難所の周知　*51*
  5）福祉施設および医療機関などとの連携　*51*
 3．災害時の福祉避難所の開設　　　　　　　　　　　　　　　　　　　*51*
  1）福祉避難所の開設　*51*
  2）福祉避難所の運営体制の整備　*52*

6. 災害時要援護者とは　　　　　　　　　　　　　　　　　　山﨑達枝　*55*

 1．災害時要援護者とは—「定義」　　　　　　　　　　　　　　　　　*55*
 2．災害弱者から災害時支援優先度の高い人へ　　　　　　　　　　　　*56*
 3．災害時の要配慮者と避難行動要支援者　　　　　　　　　　　　　　*56*
 4．災害時の要援護者区分　　　　　　　　　　　　　　　　　　　　　*57*
 5．要援護者が抱える災害時の支障　　　　　　　　　　　　　　　　　*57*

- 7. 協働と連携 ………………………………………稲垣文彦　*59*
    1. 災害には顔がある ……………………………………… *59*
    2. 復興とは何か …………………………………………… *60*
    3. 損失と喪失 ……………………………………………… *61*
    4. 被災者支援 ……………………………………………… *63*
        1）ボランティアの活動事例　*63*
        2）被災者支援　*64*

- 8. 活動後の振り返り ………………………………江部克也　*66*

第II章　災害（震災）関連死から被災者を守る—パブリックヘルス ……… *69*

- 1. 災害（震災）関連死 ……………………………上田耕蔵　*70*
    1. 震災関連死とは ………………………………………… *70*
    2. 3 地震における震災と震災関連死の特徴 …………… *70*
    3. 東日本大震災における震災関連死の認定数と発生時期 …… *71*
    4. 復興庁集計：震災関連死の発生場所と原因 ………… *72*
    5. 防ぎえた災害死 ………………………………………… *72*
    6. 救急車出動件数と災害サイクル ……………………… *74*
    7. 災害サイクルの諸相 …………………………………… *75*
    8. 震災関連死を減らす対策 ……………………………… *76*

- 2. 避難所での災害（震災）関連死対策を考える ……… *78*
    1. 感染対策と口腔ケア ……………………………足立了平　*78*
        1）関連死の特徴　*78*
        2）関連死の原因と予防　*79*
        3）福祉避難所における口腔ケア　*82*
        4）静穏期にやっておくべきこと——災害に強い口づくり　*83*
    2. 廃用症候群を防ぐには …………………………藤原　大　*85*
        1）廃用症候群・生活不活発病とは　*85*
        2）起こりえる症候　*86*
        3）対象者の把握　*86*
        4）避難所における問題　*88*
        5）予防のためにすべきこと　*90*
        6）おわりに　*90*

3. 避難所（者）と食事―食とは人によいこと ………渡邊千恵 **91**

　　1）食事提供するにあたってまず避難所で確認すること　*91*

　　2）避難所での栄養問題　*92*

　　3）避難所における栄養管理目標　*92*

　　4）慢性疾患がある人への対応（問題点と対策）　*93*

　　5）まとめ　*102*

4. 服薬の継続を中心とした慢性疾患をもつ被災者への対応

　　………………………………………………………峯村純子 **103**

　　1）災害時におけるお薬　*103*

　　2）災害時の服用医薬品の情報収集とツール　*103*

　　3）災害時の薬の供給方法と管理　*104*

　　4）OTC医薬品の管理　*105*

　　5）救護所での医薬品の情報共有　*106*

　　6）薬物療法の継続をするための避難所での注意　*107*

　　7）フェーズによる薬の供給の違い　*108*

5. 災害時要援護者支援について ……………………山﨑達枝 **109**

　　1）自然災害は弱い立場の者をさらに弱くする　*109*

　　2）避難所における関わり　*109*

6. 避難所の保健室―排泄の問題を中心に ……………小国紀子 **120**

　　1）震災当日　*120*

　　2）看護チームの立ち上げ　*121*

　　3）「避難所の保健室」での活動　*121*

　　4）活動を振り返って　*123*

7. トイレと法律 ………………………………………永井幸寿 **124**

　　1）トイレに関する法律を学ぶ意義とは何か　*124*

　　2）避難所のトイレの問題点　*124*

　　3）法律上の問題　*125*

　　4）法律の体系　*126*

　　5）憲法　*126*

　　6）災害対策基本法　*126*

　　7）災害救助法　*127*

　　8）各問題と法律　*128*

8. 避難所内のゴミの管理 ……………………………古矢光正 **129**

　　1）ゴミとは　*129*

          2）ゴミを減らすためには　*130*

          3）ゴミのリスク　*131*

          4）保管・保存　*131*

          5）危険物の毒性・リスクについて　*132*

          6）おわりに　*134*

       ☕ 放射能汚染物に対する対応………………………古矢光正　***135***

第Ⅲ章　こころのケア　***137***

🍀 1．被災者へのこころのケア　***138***

   1．子どもへの関わり………………………………………江部克也　***138***

      1）こころのケア　*138*

      2）子どものこころのケア　*140*

   2．被災者（大人）への関わり……………………………山﨑達枝　***143***

      1）避難所での場づくり，関係性づくり　*143*

      2）支援者が痛みを受けた人たちに寄り添うために　*144*

      3）こころのケア　*145*

      4）支援の4つのポイント　*146*

第Ⅳ章　被災体験者からのメッセージ　***149***

   コラム1．東日本大震災
         ─18歳から80歳までの41人の知的障がい者の
         命を津波から守った施設長………………芳賀幸一　***150***

   コラム2．被災した看護師による避難所での活動
         ………………………………髙橋洋子，津田佐都子　***154***

   コラム3．視覚障がい者が避難所で生活するということは
         ─東日本大震災から現在までの状況から見えてきたこと
         …………………………………………………髙橋秀信　***157***

   コラム4．福島第一原発事故に伴う大規模避難所の実際
         …………………………………………………稲垣文彦　***160***

   索　引……………………………………………………………………***165***

避難所の立ち上げから管理運営

第Ⅰ章

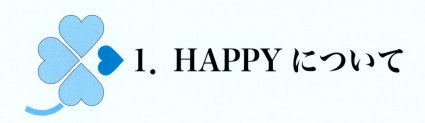

1. HAPPYについて

　東日本大震災では，一部損壊を含めて1,000,000棟以上の家屋が被害を受け，多くの被災者が長期間の避難所生活を余儀なくされた．近づく首都直下・東海・東南海地震への備えとして，自治体の多くは避難所開設・運営マニュアルを作成している．

　日本DMAT（Disaster Medical Assistant Team：災害派遣医療チーム）は，阪神・淡路大震災を契機に創設され，「災害急性期に活動できる機動性をもった，トレーニングを受けた医療チーム」として訓練が続けられているが，東日本大震災以降，発災後から慢性期での活動の重要性も念頭におくようになった．

　さまざまな災害が起こるわが国において，被災者の立場としても，救援者の立場としても，避難所についての全般的な知識を得ることは極めて重要である．

　しかし，シミュレーションとしての，避難所についての実働訓練は実施困難である．時間的にも空間的にも全体を俯瞰しながら，体験し，考えていくためには，効果的な机上シミュレーションの開発が必要であった．

　現在わが国の避難所に関するシミュレーションには，さまざまなものがあるが，多くは，時相的に限定したものとなっている．例えば，全国的に行われているものには，SAFE（Shelter Aid Focused Exercise：避難所運営プログラム），HUG（Hinanzyo Unei Game：避難所運営ゲーム）がある．両方とも，避難所急性期のシミュレーションで，前者は主に避難所立ち上げ，後者は主に避難者受け入れを扱っている．

　われわれは，避難所の立ち上げから管理運営までの全般を通してのシミュレーションをつくることを考えた．参加者の立ち位置と動きを俯瞰しやすくするため，エマルゴトレインシステム®（Emergo Train System：以下，ETS）の手法を取り入れた．また，親しみやすい名称としてHinanjo Aid Program Playing with You（以下，HAPPY）をシミュレーション名とした．

　ETSでは，Target（受講の対象とする人）およびTarget level（対象とする人の知識や経験）を決め，シミュレーションのAim（目的）・Goal（ゴール）を，あらかじめきちんと設定する．さらにGoalに対してのObjective（到達目標）を決めることで，シミュレーショ

ンの評価を容易にしている．

　HAPPYでは，Targetは「避難所に関わる可能性のあるすべての人」，つまり救援者としても非救援者としても避難所について学びたい人とした．救援者も，次の災害で非救援者となることは十分ありうることであり，両者の立場から考えてもらいたい．

　次に，Target levelは，「災害や避難所について基礎から学びたいと考えている人」とした．これは，災害医療の専門家であっても，全体を俯瞰することは困難であり，「基本を学ぶ」ことが重要であると考えた．

　HAPPY全体を通してAimは，「災害における避難所立ち上げから運営までの問題点を理解する」，Goalは「避難所のすべての時相において，避難者としても救援者としても関わることができる」とした．各パートでのAim・GoalとそれぞれのObjectiveについては，後述する．

　多くの避難所マニュアルでは，発災後の時相により，初動期・展開期・維持期・撤収期などに分けている．急性期・慢性期という考え方をすれば，初動期と展開期が急性期，維持期と撤収期が慢性期にあたる．急性期は，住民自らの手で行動していくことが求められるが，慢性期では，そこから派生する種々の問題を考えていく必要がある．そこでまず急性期と慢性期の2つに分け，前半は住民の立場として，後半は外から調査・評価する立場としてのシミュレーション（HAPPY 3）がわかりやすくなる，と考えた．

　さらに，急性期ではさまざまな動きが同時進行となるが，避難所の立ち上げと被災者の受け入れ（HAPPY 1）と急性期の問題点とその対処（HAPPY 2）とに分けてシミュレーションを行うこととした．

　オリジナルのETSと違う点は，シンボル（人形）については，著作権の問題があることや記載スペースを大きくするために，新しいデザインを考案した．また，Target levelを「基礎から学ぶ」としたため，ETSで用いられる効果指標は作成していない．

　HAPPY 1からHAPPY 3までの各パートについては，後述する．

　なお，避難所マニュアルについては，多くの自治体のものを参考にさせていただいた．いろいろな項目については，最大公約数的な扱いとなっている．改善点があれば，ご意見をお寄せいただきたい．また，今後は，専門的なチームをTargetとしたHAPPY 4などのオプションも考えていきたい．

（江部克也）

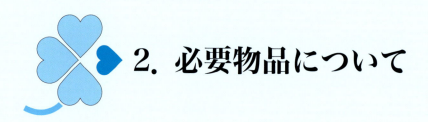

2. 必要物品について

▶ 1. HAPPY 教材の説明

　エマルゴ手法を用いた避難所運営シミュレーション（Hinanjo Aid Program Playing with You：以下，HAPPY）は，時相を 3 つに分け，うち 2 つの時相では災害発生直後の災害超急性期における避難所開設から避難所の運営，そこにまつわるイベント（問題点や出来事）への対処といった，地域（コミュニティー）防災担当者からの視点による避難所運営を学ぶ内容となっている．残りの時相では，視点を防災担当者から医療救援者に移して，避難所アセスメントの手法などについて学ぶ教材となっている．

　3 つの時相はそれぞれ「HAPPY 1」「HAPPY 2」「HAPPY 3」という構成になっており，HAPPY 1 は災害発生直後の超急性期の避難所開設に関わる人および避難所のゾーニング（区域分け）に使用する資器材からなる．HAPPY 2 は避難所における指揮命令系統の確立と役割分担，避難所運営上発生するイベントへの対応を再現する内容となっている．HAPPY 3 は医療救援者が避難者の早期社会復帰のため，5 W 1 H，3 K（機転，機敏，気配り）を軸に避難所をアセスメントする資器材構成となっている．

　HAPPY の演習は，ホワイトボード上に展開するエマルゴトレインシステム®（Emergo Train System：以下，ETS）と異なり，やや広めのテーブル上に避難所全体図，避難所となる学校施設構内図面を敷き，その図面上に前述の資器材を展開するのが基本形となる．

　なお，HAPPY は随時改訂を行っており，ここでの内容は 2015 年（平成 27 年）8 月時点の情報に基づいている．

▎1）HAPPY 開催に必要なファシリテーターと受講生数

　HAPPY はグループワーク主体の研修で，開催には総合進行・司会を担うメインファシリテーター 1 人と 1 グループあたり 1 人のグループファシリテーターを配置させる．

　受講生数は 6 人/グループが望ましく，7 人以上の場合，グループファシリテーターの指

導範囲・管理許容範囲を超える可能性があるため，推奨しない．したがって，受講可能総人数は，用意できるグループファシリテーターの数によって左右される．

メインファシリテーターおよびグループファシリテーターについては，特別の資格を必要としないが，ETSシニアインストラクターもしくは同ベーシックインストラクター資格を有していればより望ましい．なお，新潟エマルゴ協会ではHAPPYファシリテーター養成研修を適宜，開催しており，教材の使い方からグループファシリテーターとしてのファシリテーションについて学ぶことができる．

2) 教材

(1) 共通するもの

HAPPYはある架空の地域において避難所として指定されている学校を舞台にした教材である．HAPPY 1から3まで同じ舞台（学校）で，資器材を展開していく．

①学校外構図面

避難所となる学校には図Ⅰ-1のとおり，4つの校門，校舎，体育館，グラウンド，プール，テニスコート，駐車場，物置・用具室，動物飼育舎，花壇，畑・温室といった施設がある．また水飲み場（水道蛇口マーク）が5か所あり，校舎1階と体育館には外部への出

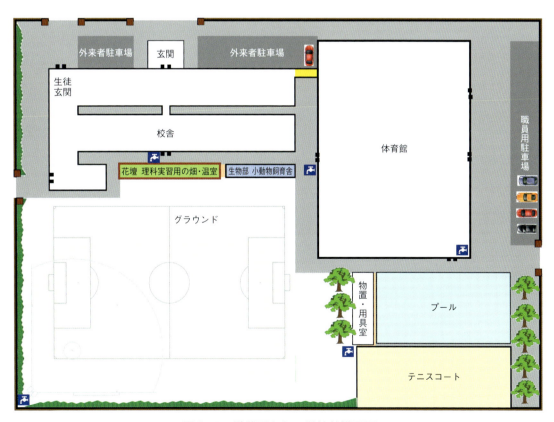

図Ⅰ-1　避難所となる学校外構図面

入り口（図面上でいう■■マーク部）が計8か所ある．

なお，災害設定が冬場に発生する大規模な地震で，ライフライン（上下水道，電気，ガス）は断絶しているという内容であるため，水飲み場から上水は出てこない．また，プールにも水は張ってあるものの長期間塩素消毒がされておらず，上水としての使用はできない．

②学校構内図面（図Ⅰ-2）

学校は3階建てであり，1階の給食調理室部分を除けば，1階から3階まで同じ造りとなっている．

1階は校長室や職員室，会議室，機械室といった管理・施設部門がある他，1年生各教室，給食調理室で構成される．

2階は2年生各教室の他，理科室，図書室，多目的室といった学校共用部門がある．

3階は3年生各教室の他，2階部と同様に音楽室，視聴覚室，情報処理室といった共用部門からなる．

各階には学年集会室が設置されている．

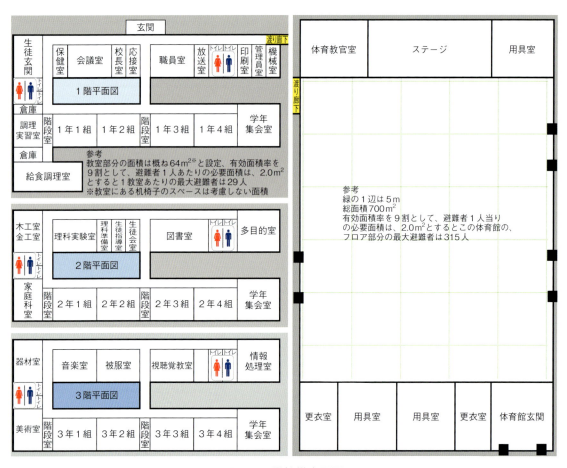

図Ⅰ-2　学校構内図面

構内図右側は体育館を拡大表示させている．校舎構内図と体育館のそれぞれを異なる縮尺で同一紙面に表示させているため，面積のイメージはつかみにくいがご容赦願いたい．なお，体育館と校舎は1階の渡り廊下で接続されているが，前述のとおり縮尺の関係上，一体となった表示とはなっていない．体育館は $28\,\text{m} \times 25\,\text{m}$ の $700\,\text{m}^2$ のフローリング部分と前方にステージ，体育教官室，用具室が，後方には用具室と更衣室，玄関がある．いずれの部屋もさまざまな物品であふれかえっている状況である．

(2) HAPPY 1

HAPPY 1 は，主に以下の内容を学ぶカリキュラムとなっている．
・避難所開設から避難所施設内外のゾーニング
・避難者受け入れ体制，ルールの構築
・ゾーニングおよびルールに沿った避難者の受け入れ
以下に，それぞれで使用する教材を説明していく．

①避難所開設から避難所施設内外のゾーニング

ここで使用するのは地区防災担当役員シンボル（人形，図Ⅰ-3）とゾーニングの結果，その使途に応じたピクトグラム（絵文字）といった資器材がある（図Ⅰ-4）．該当するピクトグラムがない場合は付箋用紙を使い代用する．

②避難所受け入れ体制・ルールの構築

受け入れ体制やルールの構築に使用する資器材は特にない．CSCA〔Command and Control Safety（Self, Scene, Survivor）Communication Assessment〕に基づいて，組織図の作成

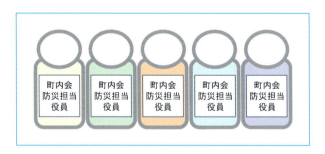

図Ⅰ-3 防災担当役員シンボル

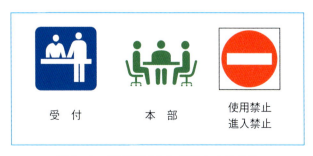

図Ⅰ-4 使途別ピクトグラムより抜粋

表 I-1 CSCA に基づいた避難所受け入れ体制・ルールの構築

C：Command & Control 指揮と連携	Command： 縦の連携であり，指揮命令系（誰が判断し，誰に命令するのか）を明確にする．	（例） ・避難所運営に携わるグループごとのリーダーとそれらをまとめる統括リーダーの設置
	Control： 横の連携で連絡調整・統制である．活動する各関係部門がばらばらに活動することなく，互いに情報を共有し個々の役割分担を明確化することで現場の有機的活動が実現できる．	（例） ・運営ミーティングの定期開催による情報の共有
S：Safety 安全	3 つの S で構成される． ①自分（Self） ②現場（Scene） ③生存者（Survivor） まず自分自身が安全であること，次に活動する場所の安全，最後に生存者の安全確保となる．	（例） ・避難所を開設する建物のハード的被害の有無の確認 ・有事の際，避難経路上の危険性の有無の確認
C：Communication 情報伝達	・Face to Face ・無線（業務無線，低電力） ・衛星携帯 ・トランシーバー ・ハンドマイク ・笛 ・伝令 ・インターネット	（例） ・ミーティングによる情報伝達，関係者間の共有化 ・避難者への情報の通知方法（ホワイトボードなどへの紙面掲載，テレビやラジオなどを使った情報発信エリアの設置，Face to Face による直接的口頭伝達，Face Book などの SNS を利用した避難所情報の発信など）
A：Assessment 評価	それぞれの場面，局面において繰り返し評価し，次の戦略を検討することが必要．いわゆる PDCA サイクル〔Plan（計画）→Do（実行）→Check（評価）→Act（改善）の 4 段階〕をまわすということ．	（例） ・避難者総数，年齢別避難者数，要援護者数，感染症などの有症状況などを定期的に情報収集し，評価・計画立案・実行・確認を行う

や設定したゾーニングへの避難者の振り分けルールなどを白紙に記載することとなる（**表 I-1**）．

③避難者の受け入れ

　舞台となる避難所に受け入れることができる避難者数は，700〜800 人設定としているが，HAPPY 1 では災害発生直後の超急性期における避難所開設とゾーニング，指揮命令系統の確立などをねらいとしていることから受け入れを行う避難者の数は多く設定していない．設定数は男性 9 人，女性 6 人の計 15 人の設定とし，男性は水色，女性はピンク色の枠線で構成されている（**図 I-5**）．いずれも以下のとおり，避難者個人情報や置かれている状況などがシンボル（人形）に記載されている．

・顔にあたる部分　　　　　　　避難者氏名，年齢，居住地区名
・胸腹部にあたる部分　　　　　避難者の置かれている状況，持病などの情報
・背部にあたる部分　　　　　　主訴情報

なお，避難者氏名は架空人物の姓と名を分別し，ランダムに結合させており，実在人物の氏名や年齢を使用してはいない．

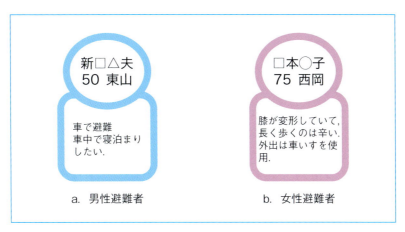

図Ⅰ-5　避難者のシンボル

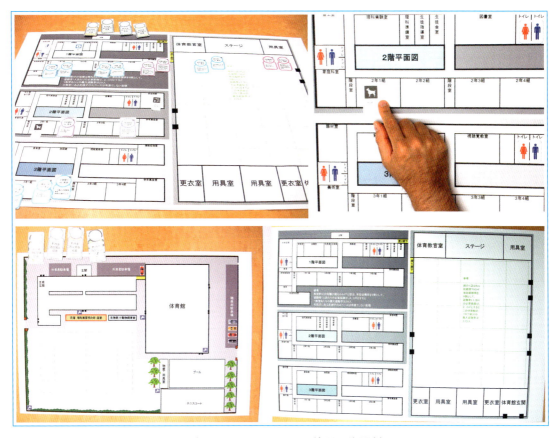

写真Ⅰ-1　HAPPY1で使用の資器材

写真Ⅰ-1は，HAPPY1を実際に行うときに使用している資器材である．

(3) HAPPY2

HAPPY2は，以下の内容を学ぶカリキュラムとなっている．
・災害が発生し，避難所を開設してからやや時間が経過しているなかで避難所において共

2．必要物品について　　9

同生活を円滑に送るために，避難所運営委員会といった運営上必要であろう集合体または役割を考え，決めることができる．
・避難所運営において起こり得るさまざまなイベントに対する役割ごとの対応と避難所としての対応，方針決定を行うことができる．

① 避難所運営に必要な集合体と役割について

運営上必要な役割（担当班）はシンボル（人形）で対応する．

ここで使用するシンボル（人形）には2種類あり，前面（おなか部分）が空白になっているもの（空白タイプ）と手本として班名が記載されているタイプ（班名ありタイプ）とがある．

避難所で発生するイベントの篩い分けを行い，それぞれに対応する役割の検討を行うワークという構成から，冒頭からの班名ありタイプの使用は第一選択ではない．

空白タイプのシンボル（人形）をまず使用し，直接ボードマーカーで書き入れるか，付箋に書き込んで貼るなどの対応となる（図Ⅰ-6）．

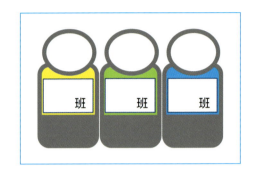

図Ⅰ-6　空白タイプのシンボル

② 避難所でのイベントへの対応

避難所運営で起こりうるであろうイベントはカード化しておく（図Ⅰ-7）．

基本は15程度のイベント数としているが，想定によりその数を増減してもかまわない．

イベント内容は設定側が想定している役割と連動しているため，大幅な変更は望ましくない．

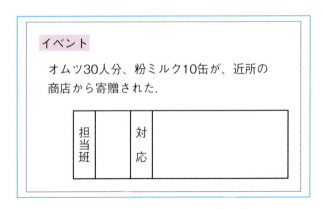

図Ⅰ-7　イベントのカード化例

(4) HAPPY 3

HAPPY 3は，主に以下の内容を学ぶカリキュラムとなっている．

・発災後，慢性期の避難所における問題点を理解する．

避難所に派遣された医療チームとしての立場から，災害発生後の慢性期における避難所と避難住民が抱える問題点把握および避難所のアセスメントについて学ぶ．

・間接的に把握する情報と直接把握する情報とに違いがある可能性を知る．

① 医療救護チームとしての視点による避難所の問題点把握・アセスメント

HAPPY 3は，これまでのHAPPY 1および2と時相が異なり，災害発生から数日～数週間程度経過した「慢性期」を舞台としている．また，受講者の立場も避難地区防災担当

者，避難所運営代表者などといった避難地区住民ではなく，避難所に派遣された医療救護チームという立場へ変更される．したがって，「時相の変化」「立場の変化」が発生し，受講者の考え方などの切り換えが必要となってくる．

ここで使用する教材は，「医療救護チームシンボル」と「班代表者シンボル」の2種類である（図Ⅰ-8，9）．担当者が把握している情報がシンボル（人形）の背面に記されている．医療救護チームである受講生は，班担当者個々に現在の避難所状況について聞き取り調査をし，アセスメントする流れとなる．

図Ⅰ-9の丸四角枠で囲まれている情報は，シンボル（人形）には記載されない内容で，受講生の判断によりファシリテーターが適宜情報を提供する．

②間接的・直接的に情報把握した内容の違い

医療救護チームのアセスメント手順として，前述の班代表者へのインタビューによるアセスメントだけでなく，避難住民へ直接インタビューする大切さの理解に重きをおいている．

・運営本部に行き，挨拶をする
・各班の代表者を招集して調査する
・避難者にインタビューをする
・自分たちの目で判定する

という流れとしている．

HAPPY 1で使用した避難住民シンボル（人形）

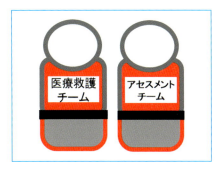

図Ⅰ-8　避難所に派遣された医療救護チームシンボル

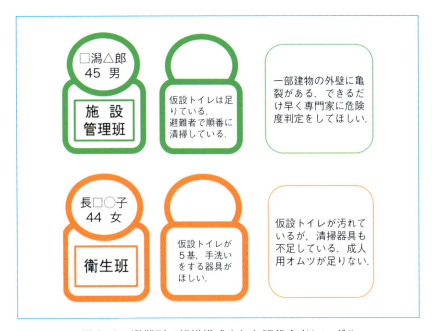

図Ⅰ-9　避難所で組織構成された班代表者シンボル

の背部には，避難住民の「生の声」が記載されている（図Ⅰ-10）．アセスメントを班担当者からの間接的情報で行うか，医療チームが直接聴取しに行くかで，アセスメント結果が異なることが理解できる．

例えば，上記シンボル（人形）の例では，仮設トイレに関して，避難所運営委員会担当者が把握している状況と避難住民が感じていることに温度差があるという点を受講生は理解できることになる．

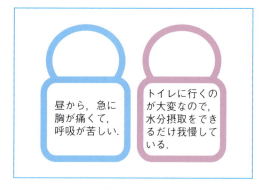

図Ⅰ-10　避難住民シンボルの背部例

（五十嵐一博）

2. HAPPYのファシリテーター

1）ファシリテーターとは

HAPPYでは，全体の進行を管理するメインファシリテーターと，各グループに配置されて個々のグループでの進行を補助するグループファシリテーターの2種類のスタッフの役割がある．グループの人数は，アイテム類の見やすさ，ディスカッションのしやすさなどから，6人前後が適当である．ファシリテーターは，参加者の学習や気づきを促進する役割をもつ．

人数の関係でメインファシリテーターが1つのグループのファシリテーターを兼ねる場合もある．また，HAPPYには，HAPPY1からHAPPY3までのパートがあるため，パートによりインストラクターを交代することも可能である．グループ当たりのファシリテーターの数は1人が標準であるが，ファシリテーターの習熟度，受講者のグループの状況などにより複数（2人）で担当する場合もある（会場の配置図：図Ⅰ-11）．

(1) メインファシリテーター

全体司会者であるメインファシリテーターの役割はインストラクターであり，HAPPY全体の進行を管理する．マニュアルに沿ってスライドを進行し，各グループでのディスカッションや課題の提示を行う．統括司会的役割を担い，時には各グループから意見の集約や発表を求め，必要な知識などを伝授していく．

(2) グループファシリテーター

一方，各グループの中での進行を担当するのがグループファシリテーターである．演習全体としてはメインファシリテーターが進行する部分が多く，それに合わせて各グループでの話の展開を管理できればよいため，教授的なインストラクションは必ずしも必要ではな

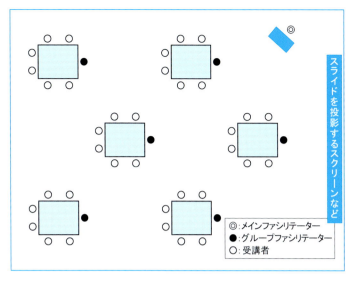

図Ⅰ-11　会場の配置図例（参加者がスライドを見やすいように配置する）

い．むしろ，時間管理やディスカッションの促進，各種アイテム類の管理運用などの役割を担うことが必要であり，その意味ではインストラクションの役割は控えて，黒子に徹するくらいがちょうどよいかもしれない．時間管理についてはスライドで残り時間が提示されるようになっているため，スライドを確認しながら進行する．

但し，エマルゴトレインシステム®（以下，ETS）のインストラクターが行う以下のことは，HAPPYのファシリテーターにとっても同様に必要である．

TargetおよびTarget levelの確認，Aim, Goal, Objectiveの確認，さらに，進行についての一定の流れの理解や，避難所についての基礎的理解が必要なことは言うまでもない．

「1．HAPPYについて」で述べられているように，Targetは「避難所に関わる可能性のあるすべての人」，つまり救援者としても非救援者としても避難所について学びたい人である．Target levelは，「災害や避難所について基礎から学びたいと考えている人」で，災害医療の専門家であっても全体を俯瞰することは困難であり，「基本を学ぶ」ことが重要である．

Aimは「災害における避難所立ち上げから運営までの問題点を理解する」，Goalは「避難所のすべての時相において，避難者としても救援者としても関わることができる」とされている．Objectiveは，Targetとなるグループのレベルに依存する部分も多いので一概に表すことは困難であるが，そのつどファシリテーター間で共有されていかなければならない．

2）Target level（ターゲットレベル）

HAPPYは，避難所の運営についての基本を理解するためのシミュレーションである．したがって，受講対象者は，避難所を利用する可能性のあるすべての人ということになる．さらにいえば，利用する可能性はなくても避難所を知ろうとする人であればすべてが対象であり，対象のレベルは非常に幅広いものになる．

オープンのコースの場合，いろいろなレベルの受講者が混在する可能性がある．しかし，一般的にはある程度グループのレベルは絞れることが予想されるため，それに合わせたファシリテーションを心がける．

■**Target となるグループの例**
　①一般住民
　②住民の自主防災組織の関係者
　③避難所を管理する立場の市町村職員
　④避難所で活動する関係機関職員
　⑤地域の保健医療関係者
　⑥災害・救急医療関係者

3）ファシリテーターに求められる知識・技能

(1) アイテムとシナリオ

HAPPYの演習においては，各グループで先に紹介した各種アイテムを収納したファイル（通称 HAPPY SET：写真Ⅰ-2）を使用する．ETSで使用しているような特徴的なシンボル（人形）には，避難者のシンボル（人形）の他，避難所を立ち上げていく町内の防災組織の代表者のシンボル（人形），避難所を運営するための各種役割をもった人たちのシンボル（人形），避難所の状況をアセスメントするために避難所に向かう医療チームやア

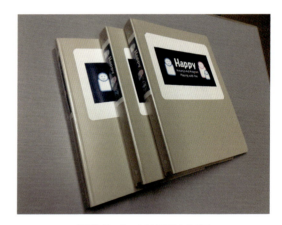

写真Ⅰ-2　HAPPY SET

セスメントチームのシンボル（人形）があり，この他避難者の使用する各種スペースを表示するためのさまざまなシール，避難所の状況を示す写真，グループでのディスカッションの結果などを記入する用紙やイベントカードなどが1冊のファイルにコンパクトに収納されている．

各グループのファシリテーターは，このHAPPY SETを使いながら，メインファシリテーターのスライド進行に合わせてシミュレーションを進めていくので，このSETの使い方について熟知していなければならない．

HAPPY SETには，上記アイテムの他にシミュレーション時のシナリオが綴じ込まれている．グループファシリテーターは，メインファシリテーターの進行を，スライドとともにこのシナリオに沿って確認しながら，グループでの演習を進めていく．シナリオ上の指定されたタイミングで指定されたアイテムを図上に展開させたり，シールやカードを出したり，ディスカッションの開始，終了に向けた意見の集約などを行っていく．

そのため，ファシリテーターは各種アイテム類の使用方法とともにシナリオの進行につ

いても十分理解しておくことが必要である．シナリオは，HAPPYの標準的なコースに合わせて作られているため，演習の時間やTargetの違いにより短縮やHAPPY 1・2・3のうち特定のパートを重点的に行う場合もある．メインファシリテーターの進行に合わせて，シナリオがスキップされたり，少し前に戻ったりすることもあるので，シナリオの理解と合わせて事前の打ち合わせも重要である．

4) 質問などについての対応・フィードバック

　専門的・法的規定などの質問については，それぞれの地域でのルールを知らないと回答できない部分であり，その辺りの知識もあればそれに越したことはないが，そもそも，HAPPYのTarget levelは，「災害や避難所について基礎から学びたいと考えている人」となっているので，各グループにおいてはあまり専門的なところにまで突っ込んだディスカッションはしなくてもよい．

　実際，現実では規則どおりいかないことも多い．もし，Target levelが高い場合には，それなりの知識を備えたファシリテーターを揃える必要があるかもしれないが，その場合であっても，グループメンバー間のディスカッションのなかで語られればよく，正解に導くためのインストラクションはさほど重要ではない．

　むしろ，グループ内のディスカッションや参加者全員の意見表出などが円滑に行えるような雰囲気づくりなどができれば，ファシリテーターとしての役割は達成できたとして，それ以上はメインファシリテーターに委ねてもよい．

　なお，ファシリテーターからのフィードバックについては，後述「3．手法について」で詳しく触れられているため，ここでは省略するが，メインファシリテーターのインストラクションは全体として教授的な部分が多いので，グループにおいてはそのバランスを崩さないように，教授的な部分よりは，むしろ時間が足りずに対応できなかった部分の補足などに注意すべきである．

　HAPPYはシミュレーションであり，ゲームである．内容に被災者の辛い状況を表したものもあるが，全体的には和やかな雰囲気で楽しく進められるようなファシリテーションが求められる．そのためにはグループのメンバーとの巧みなコミュニケーションや，時にはシンボル（人形）の気持ちを代弁するような演技力も必要である．

5) ファシリテーターの資格について

　ETSでは，シミュレーションデザインのプランニングや進行運営のためにインストラクター資格を認定している．インストラクターには，シニアインストラクターとベーシックインストラクターの2種類があり，ETSの経験がある人が，それぞれのインストラクターコースを受講することによって認定される．インストラクターを認定するエデュケーターも存在する．

　HAPPYは，そのETSインストラクターたちにより考案・作成されたシミュレーション

であり，ETS の手法を用いている．もちろんスウェーデンの KMC（災害医療・外傷学教育研究センター）の了解のもとで，ETS を用いた 1 つの形としてシミュレーションを展開している．

　上記の経緯から HAPPY が作られたこともあって，2015 年（平成 27 年）9 月末現在における HAPPY のファシリテーターは，すべて ETS シニアインストラクター（エデュケーターを含む）と ETS ベーシックインストラクターである．厳密には HAPPY のファシリテーターには資格認定制度が設けられていないため，どのような人がファシリテーターを務めるかの明確な基準はなかったが，HAPPY がスタートした経緯を考えると，少なくとも ETS ベーシックインストラクター以上の資格者がグループファシリテーターを，そして，メインファシリテーターは ETS シニアインストラクターが務めるのが望ましいと思われる．

　現在は，通常の HAPPY のコースを受講した人が，新たなコースでタスクとしてファシリテーションを学んだ後にファシリテーターとして活動してもらうように計画している．

（中島　晃）

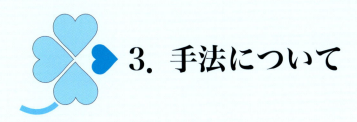

3. 手法について

1. HAPPY 1——避難所の立ち上げと被災者の受け入れ

1）避難所の開設に向けて

　避難所は，災害直前・直後においては，被災者の生命の安全を確保する場となる．その後は，避難者同士が共助し，励ましあいながら生活再建・復興に向けて踏み出していく場としての役割を果たしていく．

　災害発生時は，市町村・施設管理者・避難住民の三者が協力し，避難所を開設・運営することとなる．しかし，突発的な大規模災害の際には地域住民だけではなく，市町村職員・施設管理者全員が被災者となり，三者が揃っての避難所の開設・運営が間に合わない状況も予測されるため，避難住民による自主的な避難所運営が必要となる．この時，避難者が避難所運営の主体となり市町村および施設管理者は後方支援を行う．

　避難所を利用する避難者は主に地域住民であるが，高齢者や障がい者，乳児・幼児などさまざまで，地域住民の他にも，一時的な居住場所として旅行者や通勤者などの帰宅困難者も受け入れていく場合もある．

　大規模災害時，被災地の状況は時間経過とともに変化していき，時相に合った対応が求められる．

2）HAPPY 1 の概要と進め方

　HAPPY 1 では，発災直後の初動期における避難所の動きを地域の"防災担当役員"という役割を通して，初動期の避難所の立ち上げと被災者の受け入れについてを学んでいく．

　シミュレーションでは，災害発生後，被災地域の防災担当役員が自分・家族の安全，自宅の安全を確認した後，避難所となる近所の中学校の門前に数人集合したところから始まる．メインファシリテーターから受講生に向けて発災状況の説明が行われている間に，机上で

は，グループファシリテーターによって学校構内図の門前に，地域の防災担当役員となる数人のシンボル（人形）が設置されている．状況説明後，受講生はグループファシリテーターから学校構内図・体育館の見取り図のレイアウトの説明を受け，HAPPY 1での防災担当役員としての立ち位置を確認しながらイメージを膨らませていく．

HAPPY 1における Aim（目的）・Goal（ゴール）・Objective（到達目標）を確認する（表Ⅰ-2）．

HAPPY 1を，被災した地域の防災担当役員の立場でObjectiveに沿って進めていく．時間の関係上，Objective①，②は司会者による解説にとどめ，参加者は主に避難所におけるスペースの設定と避難者の受け入れ（Objective③，④と⑤）を中心にシミュレートしていく．Objective⑥も重要な事項ではあるが，時間的な余裕があれば受講生に検討してもらうこととしている．

表Ⅰ-2　HAPPY 1における Aim・Goal・Objective

Aim	発災後超急性期における避難所の動きを理解する
Goal	避難所を立ち上げて避難者を受け入れることができる
Objective	①避難所を開設する決心をする・鍵を開ける ②避難所の安全点検を行うことができる ③屋内スペース・設備の点検後，スペースの割り振りを行うことができる ④屋外スペース・設備の点検後，スペースの割り振りを行うことができる ⑤避難者の受け入れを開始することができる ⑥避難者名簿を作成することができる

表Ⅰ-3　HAPPY 1での災害想定と状況

災害想定	HAPPY 1での現状
・ある晴れた朝6時　天候：晴れ ・気温：12℃ ・震度：6強の地震 ・津波の被害も予想されている，中小都市のある街 ・地域では，倒壊した家屋も多く，一部の道路・敷地では液状化もみられる ・ガス・水道・電気などのライフラインは途絶している	・自宅はそれなりの被害を受けているが，家族の無事は確認したのであらかじめ避難所として指定されている近所の中学校に向かった ・近所の地域から上記と同じような形で防災担当役員が中学校前に集まってきた ・学校は無人 ・自治体の役員は到着していないが，周辺から住民が避難しつつある

(1) Objective①：避難所開設の決心をする，鍵を開ける

HAPPYを円滑に進めていくために，グループファシリテーターから，入り口・出口や水道，駐車場などの施設のレイアウトについて説明をする（表Ⅰ-3）．シミュレーションを膨らませていくために，備蓄されている物品などについては，毛布，仕切り，ダンボール，3日程度の非常用食料・水，非常用電源確保のための発電機，テント，タオル，懐中電灯，救急箱などの「標準的なものがある」とされている．

「避難所を開設する決心をすること」「鍵を開けること」＝スムーズな避難所の開設

これは当たり前のようであるが，突発的な大規模災害時に混乱を軽減するための重要な事項の1つである．

(2) Objective ②：施設の安全確認をする

HAPPY 1では立ち入り禁止区域について，具体的に安全項目に関する説明はしないが，避難所を開設・運営する前に建物やその周囲の安全確認を行うことは重要であり，安全確認ができたスペースから避難スペースとして確保し，避難者を受け入れていく（表Ⅰ-4）．立ち入り禁止区域・要注意スペースには避難者を避難させないことが必要である．HAPPY 1の冒頭では，安全確認のとれていない箇所や立ち入り禁止区域は設けていない．

表Ⅰ-4 確認項目（鉄筋コンクリートの建物）例

建物周辺に，地滑り・がけ崩れ・地割れ・噴砂・液状化が生じているか？
建物が沈下したか，あるいは，建物周囲の地面が沈下したか？
建物が傾斜したか？
建物の外壁が壊れたか？
建物の内壁が壊れたか？
床が壊れたか？
鉄骨の柱の脚部でコンクリートと接する部分が壊れたか？
筋交いが切断したか？
ドア・窓などが壊れたか？
天井や照明器具が壊れたか？

(3) Objective ③④（Question）：屋内外の避難所スペースの割り振りを行う

安全点検の済んだ建物・スペースに，施設管理者とともに避難者の居住スペースの割り振りを行っていく．HAPPY 1では，受講生が机上で必要な役割スペースについてディスカッションし，そのスペースの割り振りを下記に留意しながら考えていく．

■避難スペースの確保
- 安全確認のできた施設・スペースから施設管理者とともに居住スペースを決めていく．居住スペースは屋内で広い部屋から順に決めていく（体育館→講堂→教室など）．
- 避難者の居住スペースは，避難者の寝食を行う場所に1人当たり2 m^2 を目安とし，居住班単位でスペースを割り振る．
- 場合によっては校庭や駐車場にテントなどを設営し，避難者の住居スペースとして活用する．但し，校庭や駐車場スペースは救援物資の荷降ろし場所として利用することが多いため，応急措置とする．
- 避難スペースを決めながら，管理・運営に必要な場所を決めていく．
- 学校が避難所となる場合は学校が早期に再開できるよう，平時に使用する教室はなるべく使用しない．

以下に，数例のQuestion（質問：Q）とAnswer（答え：A）を紹介する．Q（質問）に対するA（答え）は，明確なものはないが，一般的な考え方として後述する．

Q 1. 避難所として，施設内・屋外にどのような役割をもったスペースが必要か．

A：受講者同士でどのようなスペースが必要かをディスカッションし，付箋に書き出していく（写真Ⅰ-3）．

　ここではさまざまな意見が出てくるが，あらかじめ予測ができているスペースに関しては，「サインシール」を準備しておき，それを貼り出していく．サインシールにない意見は付箋に書き，貼り出す．

　参加者の職業や経験などによって意見は異なるが，「居住スペース」と一言で終わってしまうことがある．居住スペースといっても，「要援護者」や「感染症」などに配慮したスペースが必要となるため，グループファシリテーターが議論を誘導する必要がある．

　ある程度意見が出てきた段階で，立ち入り禁止スペースの設定，使用禁止箇所の表示，体育館の通路設定も検討してもらう．しかしながら，時間が限られているので，グループファシリテーターが誘導しながら，議論を進めていかなければならない．

Q 2. Q1であがったスペースについて考える．どのような配慮が必要となるか．

A：さまざまな意見をまとめる時間といえる．体育館内の通路設定や地域ごとのスペースの割り振り，要援護者に対する配慮などをまとめていく．ここである程度まとめておくことで，Objective ④で避難者を受け入れていく際に，議論がスムーズに進んでいく．

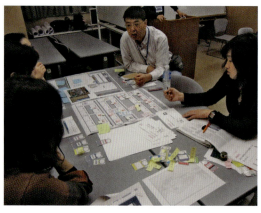 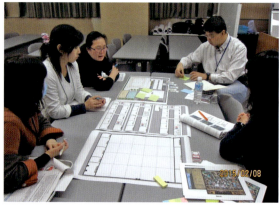

写真Ⅰ-3　HAPPY 1のイメージ①

Q 3. 仮設トイレが3基届いた．設置場所はどこにするか，男女別はどうするか．

A：まずは仮設トイレを設置する際，どのような点に配慮するべきかを参加者に考えてもらう．屋内か屋外かはもちろん，臭い，プライバシー，治安面などを考慮した配置を考えていかなければならない．また，男女を分けるか共同とするのかも考慮し，男女比を考えていく必要がある．

Q 4. 仮設トイレの位置を考慮し，高齢者の居住スペースなど，実際のレイアウトへ割り振っていく．

A：レイアウトを考える最終的な段階となる．実際に避難者を受け入れることを想定しながら議論を進める．

(4) Objective ⑤：避難者を受け入れる

Objective ③④で割り振ったスペースに避難者を受け入れていく．

ここからメインファシリテーターが読みあげるスライドに沿って，避難者のマグネットシンボル（人形）を提示していき，受講者に割り振ってもらう．

〔例①〕

| 中□○子 | 28 | 女 | 南浜地区 | 妻 | 夫はあとから来る予定 |
| 中□△夫 | 5 | 男 | 南浜地区 | 長男 | 朝から発熱，近所の医者にかかった |

例①で考えていくと…，

親子連れで，子どもが発熱している．感染症の疑いがあるため，感染症部屋に誘導するの

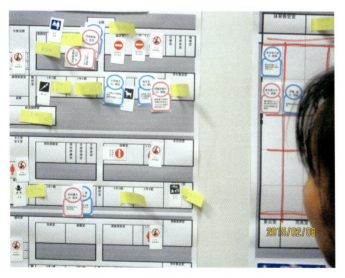

写真Ⅰ-4　HAPPY 1のイメージ②

か，母も同室とするのか，母は居住スペースとするのか．また，体育館のスペースに割り振る場合は，どのように割り振るべきか…などを議論していく．

(5) Objective ⑥：避難者名簿を作成することができる

ここでは避難者の情報管理のために避難者名簿を作成していく．受講者がディスカッションをし，名簿に必要な事項の記入を検討してもらう（46頁，表Ⅰ-16参照）．

（立田朋子）

2．HAPPY 2—急性期における避難所運営の問題点と対応

1）避難所開設からの時期的な想定について

避難所運営の流れとして，災害発生直後から24時間を「初動期」といい，応急的な避難所運営組織を立ち上げ，避難所の安全確認と開設を行う時期とされている．次に災害発生後24時間〜概ね3週間程度までを「展開期〜安定期」といい，自治体からの後方支援やボランティアなどの支援を受けながら本格的な避難所運営組織の立ち上げと本格運営を行う時期とされている．

HAPPY 2は，この「展開期〜安定期」の避難所を運営してくうえで必要な役割を検討し，その分担と実際についてイベント（問題点や出来事）を通してシミュレーションしていく．

2）HAPPY 2の概要と進め方

(1) HAPPY 2の到達目標

HAPPY 2におけるAim・Goal・Objectiveを確認する（表Ⅰ-5）．

表Ⅰ-5 HAPPY 2におけるAim・Goal・Objective

Aim	発災後急性期における避難所で起こる問題点を理解する
Goal	避難者の役割分担ができ，問題を処理することができる
Objective	①避難者の代表者を選出することができる ②避難者による役割分担を行うことができる ③さまざまな問題点を処理することができる

(2) 避難所運営に必要な役割の抽出（図Ⅰ-12，表Ⅰ-6）

HAPPY 2の導入は，実際に災害発生直後に避難所に集まった応急的な委員で開設し，避難者を受け入れ後，避難所内で集まった地域役員をシンボル（人形）で表現して，「これからどうしよう」と顔を合わせて皆で考える設定から開始する．これによって避難所内で実際に運営していく側としての視点に切り替えることができる．

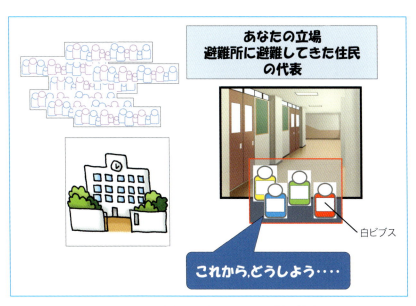

図Ⅰ-12　避難所運営に必要な役割の抽出

表Ⅰ-6　避難所運営に必要な役割の抽出

必要な役割	仕事の内容（一例）
総務班	避難所運営記録，運営会議の開催，郵便物の取り次ぎ，問い合わせ・取材への対応
被災者管理班	避難者名簿の作成，入所・退所者の管理，問い合わせへの対応
要援護者班	要援護者の把握，支援の手配
情報広報班	自治体対策本部との連絡，外部からの情報収集，避難者への情報提供
施設管理班	危険箇所への対応，避難所のレイアウト，公共スペースの管理
食料班	食料・水の調達・受け入れ，避難者への分配，炊き出しへの対応
物資班	必要物資の調達・受け入れ，避難者への分配
救護班	医療・介護にかかる相談・対応，救護班との連携
衛生班	清掃・ゴミ管理，トイレの管理，ペットの管理
ボランティア班	ボランティアの受け入れ，ボランティアの配置，支援団体との調整

　避難所運営に必要な役割を，実際は自治体が作成したマニュアルをもとに分担していくが，必要な役割についてすでに知っている受講生も知らない受講生も避難所を実際に運営することをイメージして，必要な役割としてどのようなものがあるかを，グループ内でディスカッションする．その際グループファシリテーターはグループ内の協議を妨げないようにし，全く役割が抽出されないようであれば，会社などの組織の運営や自治体役員などをイメージするように声をかけ，集団での生活と自主運営を基盤として避難所を運営するイメージを膨らませる．

　役割を抽出している間にグループファシリテーターは，リストアップされた班名の入ったシンボル（人形）を準備し，準備されていない班名が出た場合は白ビブスのシンボル（人

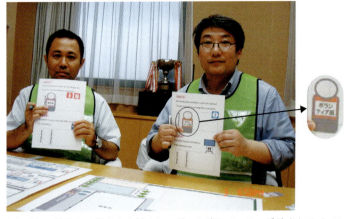

それぞれの受講生は担当する係のシンボルを演じている．手渡されるイベントカードには，担当する係と対応の内容が記入できるようになっている．

写真Ⅰ-5　HAPPY 2 におけるイベントカード

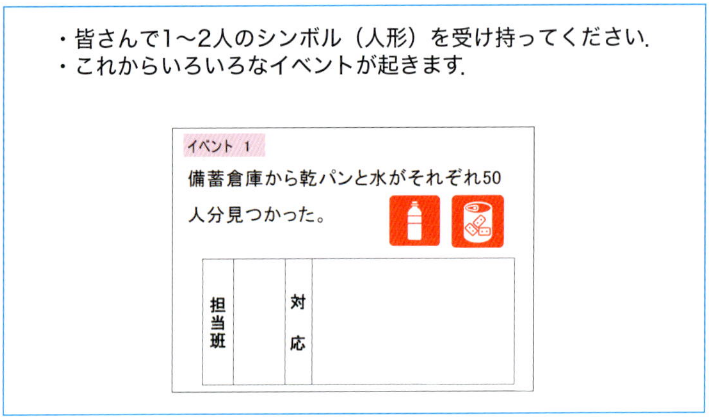

図Ⅰ-13　イベントカード（例）

形）に班名を記入して，それぞれの班の代表を完成させておく．役割がリストアップされたところで避難所運営の一般的な役割について解説を行う．

(3) 運営上起こるさまざまな問題に対しての運営各班の対応

写真Ⅰ-5 のように，参加者に班名の入ったシンボル（人形）を渡して 1 人が 1～2 つの班の代表を演じ，運営上起こりうる問題に対応してもらう．また，発生する問題はイベントカードとして受講生に示され，担当する係と対応の内容が記入できるようになっている．イベントカードを投入するきっかけは，メインファシリテーターがそれぞれのグループの進行状況を確認しながらスライドを進め，それに従ってグループファシリテーターはグループにイベントカードを投入する．

　イベントカードは 15 枚用意されているが，以下にその中の数例の問題に対する各班の対

応例を挙げる（図Ⅰ-13）．

> **イベント1**　備蓄倉庫から乾パンと水，それぞれ50人分が見つかった．
>
> - 食料班　　　　：食料の分配のルール
> - 被災者管理班：全体の人数の把握，配慮を必要とする避難者の把握（優先配布？）
> - 物資班　　　　：保管場所の決定，管理

〔解説〕

　人数に足りない食料がある場合，①全員に配れる分が揃うまで渡さない，②高齢者や糖尿病，内部障がい者など配慮を必要とする人に先に渡す，などが考えられる．

　さらに，住民が持ち出したものを供出してもらう，近所の商店などから調達する，災害対策本部に要請する，などを考えることが必要である．また，「管理者側がこっそり得をしているのでは？」という感情をもつ避難者も現れるので，「ステージの上などのオープンな場所での保管が望ましい」とするマニュアルもある．

> **イベント2**　隣県の学生が避難所に到着し，ボランティア活動を申し出ている．
>
> - ボランティア班：ボランティアセンターを紹介し，登録してもらう

〔解説〕

　周辺住民や避難者からのボランティアは，それぞれの避難所の裁量の範囲だが，それ以外は，市町村のボランティアセンターで受け付け・配分を行っている旨を伝える．

　清掃，炊き出しの手伝い，物資運搬，介護福祉活動などの支援内容が考えられるので，避難所側は各運営班と相談し，ボランティア支援を希望する内容・期間・人数の見積りを早急にまとめる．

> **イベント3**　「○本△郎」さんが避難していたら，お会いしたい．
>
> - 被災者管理班：被災者名簿の検索
> - 総務班　　　　：避難所のルールづくり

〔解説〕

　被災者名簿の管理は重要である．

　面会などは居住スペース外に限る，などのルールづくりと広報も必要である．

> **イベント4**　日本赤十字社から，安眠セットと毛布300人分が届いた．
>
> - 被災者管理班：避難者の人数の確認

- 物資班　　　：搬入人員の確保，保管場所の選定，避難者数に合わせた分配の検討
- 総務班　　　：避難所のルールづくり
- 要援護者班　：要援護者人数の把握

〔解説〕
　安眠セットは日本赤十字社が被災者に分配するため全国に備蓄している救援物資の1つで，キャンピングマット，枕，アイマスク，耳栓，スリッパ，靴下などが入っている．たいていは別にパック加工された毛布も一緒に持ち込まれる．

イベント5　仮設トイレの汚れがひどい．なんとかしてほしい．

- 衛生班：住民が交代で掃除のローテーションを組む
- 総務班：マナーの徹底，自治体対策本部へ汲み取りスケジュールの問い合わせ，仮設トイレの増設の申し入れ

〔解説〕
　住民自体が交代で掃除をすることで，使い方のマナーが徹底されていく．マナーについての掲示も検討する．トイレが足りないこともあるので，増設も検討する．

＊設置目標：スフィア・プロジェクトでは，し尿処理の最低基準として「災害状況下での公共の場所及び施設における最低トイレ数」を，長期に及ぶ場合は20人に1基としている[1]．

(4) イベントの割り振りを終えての振り返り

　グループ内でそれぞれのイベントに対して，適切な対応ができたか，また必要な役割（委員）がリストアップできていたかを振り返る．グループ内でディスカッションが進んでいる場合は，グループファシリテーターは気づかなかった部分を補助的に発言する．なるべくグループ内でイメージを膨らませて対応を振り返ることができるよう助言する．HAPPY 2の後に他のグループのテーブルも公開することで，グループ内では気づかなかった視点も得ることができる．

(5) HAPPY 2の補足

　避難所は生活再建の第一歩であるという考えから住民の手で役割を決め，運営してくことが必要とされている．
　避難所開設に際しては家族単位はもちろんのこと，避難している近隣の住民同士がお互いに励ましあい，助けあいながら生活することができるように災害発生前のコミュニティーを維持する重要性が指摘されている．
　また，避難所の管理責任者である行政担当者は，住民による運営の統括と市町村の災害対

策本部との橋渡しを行う．そして，イベントカード15枚の中にもあるように避難所生活が長期化し，避難所が学校の場合は，施設管理者である避難所長は校長・教頭と協議し，避難者が減少してきたら速やかに避難所スペースを縮小していくことが求められる．

〔引用文献〕
1) 特定非営利活動法人難民支援協会（編）：スフィア・プロジェクト．第3版（日本語版），2012

（山川博実）

3．HAPPY 3――慢性期における避難所のアセスメント

1）慢性期の避難所について

　時相は発災後慢性期であり，避難所マニュアルでは「維持期～撤収期」にあたる．発災3週間以降であり，避難所生活は長期化し，避難者の要望・生活スタイルが多様化してくる時期である．災害の規模によってはそろそろ撤収も考慮しなければならない時期でもある．
　この時相における避難所の問題点としては，
①ライフライン……水・電気・ガスなど
②避難者……人数とその構成（男女，高齢者・精神病者・妊産婦などの要援護者など）
③環境状態……トイレ・ゴミ・プライバシー・更衣室・風呂など
④健康状態……呼吸器疾患・消化器疾患など
⑤福祉避難所の対象者の有無
⑥情報の収集と伝達……被害，安否，医療，余震，天候，生活物資，ライフライン，交通復旧，生活再建など
という項目が挙げられる．
　これらの問題点に対して対応策を考えるわけであるが，そのためにはそれぞれの問題点を把握し正確に評価することがまず必要となる．通常レベルの災害では，避難所担当の自治体職員，避難所を巡回する担当保健師・救護チームなどが各自の専門領域の問題点を調査して評価を行い，それぞれの上位組織に報告することが一般的である．先の東日本大震災のように被害が甚大・広範囲の場合には，自治体などが深刻な被害を受けたために合同救護本部がつくられたケースもあり，この合同救護本部から各救護チームが避難所全体を調査するアセスメントチームとして派遣され，広い範囲のアセスメントを行っていた．
　調査としては，まずは避難所運営本部に行って代表者に挨拶をすることが基本であり，そこから調査が始まる．調査方法としては，避難所運営本部の責任者・各班のリーダーにインタビューする方法，避難者に直接インタビューする方法，自分たちの目で実際に調査する方法が考えられる．

避難所を評価する項目は上記の問題点を網羅するように設定する必要があり，これをアセスメントシートにまとめることになる．アセスメントシートの内容をすでに決めている自治体もあるが，避難者の人数とその構成（男女，高齢者・精神病者・妊産婦などの要援護者など）や健康状態はもちろんのこと，ライフライン・環境・食糧など全般にわたって評価し，さらには福祉避難所の対象者の有無も把握することを忘れてはならない．

　例えば，高知県の公表したアセスメントシートでは，全体人数，ライフライン，衛生状態の評価の他，医療ニーズが小児科，精神科，産婦人科，歯科と詳細に評価されていることが特徴といえる[1]．日本公衆衛生協会と全国保健師長会が発刊した『大規模災害における保健師の活動マニュアル』には，避難所情報の日報が記載されているが，その中では避難所の概況，組織や活動，環境的側面，食事の供給，配慮を要する人，防疫的側面を評価しアセスメントすることになっている[2]．最近では EMIS（Emergency Medical Information System：広域災害救急医療情報システム）上で避難所の評価ができるようになり，避難所の状況，支援組織や医療提供の状況，ライフライン，設備と衛生面，生活環境衛生面，食事の供給，配慮を要する人，防疫的側面という大きな項目からさらに詳細な項目に分けられている．似たものに避難所の現状届や現況報告書があるが，これらには評価という過程が抜けており，アセスメントシートとは言いがたい．

　どのようなアセスメントシートを用いたとしても，全体を把握するには○△×などの評価も有効ではあるものの多少の主観が入ること，感染症は時系列で見て増減の傾向を把握すること，自分たちの職種とは関係ない項目も無視しないこと，近隣でつくられる福祉避難所のキャパシティーなどを考えながら福祉避難所の対象者がいないかを把握することなどが重要である．

　この慢性期という時相においては，医療救護班の他にも歯科医療救護班，薬剤師班，環境衛生指導班，食品衛生指導班，保健活動班，巡回精神医療チーム，防疫班・消毒班というさまざまな保健衛生活動の支援が外部から被災地に入ってくる（表 I-7）．他にも住宅再建や経済的な相談，警察による盗難届の受け付けなどが順次開かれていき，これらの支援によって避難者の自立が進み，やがて避難所は閉鎖の運びとなる．

表 I-7　外部からの保健衛生活動の支援

区分	主な活動内容
医療救護班	医師・看護師など
歯科医療救護班	歯科医師・歯科衛生士など
薬剤師班	調剤・服薬指導・医療品管理
環境衛生指導班	飲み水・トイレ・ゴミ保管所の管理
食品衛生指導班	食品衛生指導
保健活動班	保健師・管理栄養士・避難所健康相談など
巡回精神医療チーム	精神科医師・保健師など，メンタルヘルスケア
防疫班・消毒班	感染予防・トイレの衛生管理

2) HAPPY 3 の概要と進め方

　HAPPY 3 では目線を大きく変え，受講者は避難所全体を調査するアセスメントチームの一員となり避難所を訪れたものとする．受講者が医療者でなければ，保健所などに集まったアセスメントチームという考えのほうがわかりやすいといえる．HAPPY 3 における Aim・Goal・Objective を表 I-8 に示す．

表 I-8　HAPPY 3 における Aim・Goal・Objective

Aim	発災後慢性期の避難所における問題点を理解する
Goal	慢性期の避難所における問題点を理解・評価することができる
Objective	①調査方法と結果の違いを理解することができる ②それぞれの問題点について，避難所のアセスメントができる

　メインファシリテーターが受講者の立場の違いを説明する間に，グループファシリテーターは避難所の外れたところにアセスメントチームのシンボル（人形）を置き，そこから HAPPY 3 は開始となる．

　Objective ①として，まずはメインファシリテーターの「避難所について評価する場合，どんな項目を評価したらいいか？」という質問に，受講者間で議論をし紙上にまとめてもらう．時間があればグループ間での討論も望ましい．

　メインファシリテーターよりアセスメントシートの例（表 I-9）として，実際に東日本大震災の際に石巻地区で用いられたものがスライドに映し出され，解説がある．

　グループファシリテーターは空欄のアセスメントシートをテーブルに配り，各班の代表者のシンボルを避難所の運営本部付近に並べる．

　次にメインファシリテーターは，「どうやって調査すればよいか？」を問いかける．各テーブルでグループファシリテーターを中心に議論をする．

　しばらくの議論の後，メインファシリテーターが調査の手順として，
・運営本部に行き，挨拶をする
・各班の代表者を招集して調査する
・避難者にインタビューをする
・自分たちの目で判定する
という流れを説明する．

　この手順を確認した後，実際に受講者に体験してもらうことになる．

　メインファシリテーターの誘導でまず避難所全体の代表者に挨拶をすることから始まる．次に，HAPPY 2 で決まった各班の代表者にインタビューをする．グループファシリテーターは受講者間でインタビューをする人，書き込む人，相談する人などを手早く決めるように誘導する．

　インタビューをする場合はシンボル（人形）を用いることになる．各シンボル（人形）が

表Ⅰ-9　アセスメントシートの例

避難所アセスメントシート			避難所名	
項目	内　　容		補足事項	
担当職員			連絡先（携帯電話）	
調査年月日	＿＿年＿月＿日＿＿＿現在			
避難者数	＿＿＿＿＿人		男性：＿＿＿＿人　　女性：＿＿＿＿人	
項目		内　　容	補足事項	
ライフライン	水	○・△・×		
	電気	○・△・×		
トイレ		○・△・×		
環境		○・△・×		
食糧・水		○・△・×		
感染症	消化器	有・無		
	呼吸器	有・無		
要介護者	半介護	有・無		
	全介護	有・無		
持病をもつ避難者		有・無		
その他				

訴えたい事柄はシンボル（人形）の裏面に印刷してあり（**図Ⅰ-14**），それ以外にアセスメントチームが聞きたい事柄についての想定質問は，グループファシリテーターが代わりに答えるなど，インタビューには現実感をもたせてある．

例えば，HAPPY 2で決まった係のシンボル（人形）の

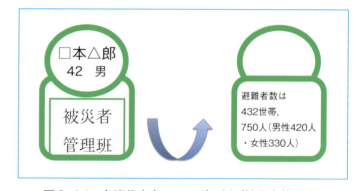

図Ⅰ-14　各班代表者のシンボル例（被災者管理班）

中で，「被災者管理班：□本△郎 42 男」のシンボル（人形）の裏面には，「避難者数は432世帯，750人（男性420人・女性330人）」と書いてある．グループファシリテーターの資料には，「まだ避難所に加わってくる人と，自宅に戻る人がいるので，避難者数は必ずしも正確ではない．避難者名簿に登録していないが，グランド内の車で生活している家族が数世帯あるらしいので，この避難所での正確な数は把握していない」という追加情報が記載してある．グループファシリテーターには，臨場感を込めて読み上げる配慮が必要となる．

さらにメインファシリテーターは，避難者からも直接インタビューをするように誘導する．HAPPY 1で入場させた避難者役のシンボルの裏面にもインタビューへの答えが書いて

ある（写真Ⅰ-6）．例えば，「中□○子 28 女：南浜地区：妻」と書かれたシンボル（人形）裏面には「仮設トイレがいつも混んでいる，夜は暗くて怖い，汚い」と書かれている．グループファシリテーターはこれもまた臨場感を込めて読み上げることになる．但し，シンボル（人形）を片っ端から裏返して読むことは禁止とする．1回で全部の避難者から聞き取ることは，無理であるからである．

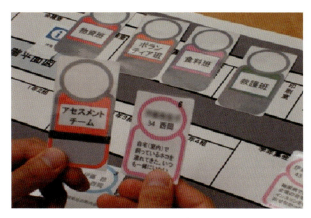

写真Ⅰ-6　避難者役のシンボルからの情報収集

ここまでで，必ずしも代表者が把握している情報と，個々の避難者がもっている意見が合致するとは限らないことに気がつけば，受講者はObjective ①を理解し，Goalに一歩近づいたといえる．

アセスメントチーム役である受講者が現場を実際に見ることを要求した場合には，グループファシリテーターはそれぞれの要求に応じた写真（写真Ⅰ-7）を呈示する．

Objective ②として，メインファシリテーターは先に配っておいた空

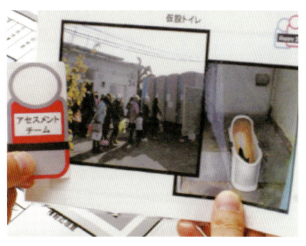

写真Ⅰ-7　HAPPY 3における現場の様子を示す画像

欄のアセスメントシートを完成するように誘導する．できれば1グループは発表してもらうとよい．

メインファシリテーターは記載の一例をスライドに呈示し，完成形を受講者全員で共有する（表Ⅰ-10）．ここでは書き方や表現の仕方を説明し，要援護者や障がい者の存在を強調し，福祉避難所の説明を行う．

最後にグループファシリテーターにより各テーブルで振り返りがなされる．

受講者が各Objectiveに到達し，Goalである発災後慢性期の避難所における問題点を理解し，Aimに達成しているかを確認する．またメインファシリテーターによる補足として，外部からの保健衛生活動の支援例が説明される．

ここまでの受講者によるアセスメントの結果，適切な支援がなされ，避難者の社会復帰も可能となり，やがては避難者の数も徐々に減り，笑顔も出てきたところで避難所は閉鎖を迎え，HAPPY 3は終了となる．

表Ⅰ-10　アセスメントシートの完成例

避難所アセスメントシート		避難所名　○△　避難所	
項目	内容	補足事項	
担当職員	鈴□　△郎	連絡先（携帯電話）　※※※-※※※-※※※	
調査年月日	2016年2月21日 14:00　現在		
避難者数	1800人	男性：920人　　女性：880人	
項目	内容	補足事項	
ライフライン	水	◎・△・×	通常配水あり
	電気	◎・△・×	通常通電
トイレ		○・△・㊅	仮設トイレ5台のみ使用可，足りない
環境		○・△・㊅	一人当たりの占有面積が狭い…悪化，ゴミがあふれている
食糧・水		○・△・×	菓子パン・ペットボトルが1000人・一食分が届いたきり．
感染症	消化器	有・無	5人に下痢・嘔吐
	呼吸器	有・無	10人に発熱・咳・痰
要介護者	半介護	有・無	男性：5人　女性：1人
	全介護	有・無	男性：7人
持病をもつ避難者		有・無	高血圧，心臓病で通院歴あり：60人 半数以上はお薬手帳，薬を持って来ていない．
その他			津波の被害はない 福祉避難所を考慮：全介助の男性：7人 精神障がい者：女性：1人

〔引用文献〕

1）高知県：高知県災害時医療救護計画．pp.4-10，2015
2）日本公衆衛生協会，全国保健師長会：大規模災害における保健師の活動マニュアル．pp.108-109，2013

（圓角文英）

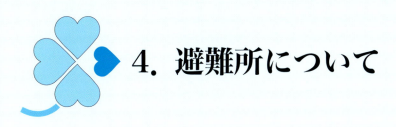

4. 避難所について

　近年，異常気象により限局された地域での集中豪雨や，それに伴う土砂災害などによる避難勧告，被災状況を耳にすることが非常に多くなっている．東日本大震災のような自然災害による二次災害としての原発事故による放射能漏れなど，複合的な災害が数県にわたって甚大な被害を及ぼしたことも鮮明に記憶され，心に刻まれている．

　こうしたさまざまな災害による住居の倒壊や破損，ライフラインの途絶によって自宅での生活が困難になった場合，またはそのような状況が起こりそうな場合に二次災害防止のために避難所は開設される．

 ## 1. 避難所の目的

　避難所は災害時に避難者に対して，①生命の安全と安心の場を提供し，②一時的に居住する場である．さらに，避難者同士が協働の精神でお互いに励まし，助けあいながら生活再建と復興に向けての第一歩を踏み出す場でもある．

　避難所の開設・運営は，原則的には市町村，施設管理者，避難者の三者が協力して行うが，東日本大震災のように広域にわたって甚大な被害が及んだ場合は，人命最優先となり避難所運営まで手が回らない状況に陥る．特に大規模かつ突発的な災害に際しては，避難者自らが助けあいや協働の精神に基づいた自主的な避難所運営が必要であり，行政や施設の担当者は後方支援に協力するものとする．

　表 I-11 に避難所の設置場所も含めた用語の定義を示す．

 ## 2. 避難所の機能

　避難所は災害の直前・直後において，住民の生命の安全を確保する避難施設として，またその後は生活する施設として，重要な役割を果たす．特に障がい者や高齢者，乳幼児などの避難所での生活において特別な配慮やケアを必要とする人々については，急激な生活の変

化から生じる問題がさまざまあり，支援にあたっては十分な配慮が必要である．避難所で提供する生活支援の主な内容は，**表Ⅰ-12**に示すとおりである．

特に避難所内での災害時要援護者の状況（環境や心理的な影響，専門的なケアの必要性な

表Ⅰ-11 避難所の用語の定義

【避難場所】避難場所には避難地と避難施設（避難所）がある．
　①避難地
　　避難地とは，学校の校庭や公園，緑地，広場などで，災害時に自宅などが危険な場合に，一時的に避難する場所または集団を形成する場所として市町村が指定している公共空地などをいう．
　②避難施設（避難所）
　　避難施設（避難所）とは，学校や公民館などで，災害時に自宅での生活が困難な者を一時的に収容，保護する避難場所として市町村が指定した建物をいう．

【避難勧告と避難指示】災害が発生したり，その恐れがある場合に災害対策基本法に基づいて市町村長などが住民に対して避難を呼びかけるもの．
　①避難勧告
　　避難の立ち退きを勧め，促すもの
　　（「避難した方がいいですよ」という呼びかけ）．
　②避難指示
　　避難勧告よりも拘束力が強く安全確保の為に立ち退かせるもの
　　（「すぐに避難してください」という，避難勧告よりも緊急度の高い呼びかけ）．

【警戒区域】災害が押し迫っており，住民をどうしても避難させる必要があると判断した場合，市町村長が危険な地域を「警戒区域」として指定し，住民の立ち入りを禁止するもの．

（佐賀県：避難所マニュアル策定指針．p.1, 平成17年2月より一部改変）

表Ⅰ-12 避難所で提供する生活支援の主な内容

支援分野	支援項目	内　容
安全・生活基盤の提供	①安全の確保	地震発生直後の余震や風水害による家屋の倒壊，河川堤防の決壊のおそれがある場合など，災害発生の直前又は直後において，安全な施設に避難者を受け入れ，生命及び身体の安全を守る． （第一優先されるものである）
	②水・食料・物資の提供	避難者に対し，飲料水や食料の供給，日用品・被服・寝具の提供を行う． （ライフラインの復旧，流通経路の回復等に伴い，必要性が減少する）
	③生活場所の提供	家屋の損壊やライフラインの途絶などにより，自宅での生活が困難になった避難者に対し，一定期間にわたり就寝や起居の場を提供する． （季節や期間に応じ，寒暖の対策や炊事・洗濯の設備のほか，プライバシーへの配慮など，生活環境の改善が必要となる）
保健・衛生の確保	④健康の確保	避難者の傷病を治療する救護機能と健康相談などの保健医療サービスを提供する． （初期の緊急医療，巡回健康相談が中心となるが，避難の長期化に伴い，こころのケアが重要となる）
	⑤衛生的環境の提供	避難者が生活を送る上で必要となるトイレ，風呂・シャワー，ごみ処理，防疫対策等，衛生的な生活環境を維持する． （避難所での生活が続く限り継続して必要となる）

情報支援	⑥生活支援情報の提供	避難者に対し，災害情報，安否情報，支援情報を提供するとともに，避難者同士が安否の確認や情報交換を行う．また，避難者の安否や被災状況，要望等に関する情報を収集し，災害対策本部へ報告する． （時間の経過とともに必要とされる情報は変化する）
	⑦復興支援情報の提供	
コミュニティ支援	⑧コミュニティの維持・形成の支援	避難している近隣の住民同士がお互いに励まし合い，助け合いながら生活することができるよう，従前のコミュニティを維持したり，新たに避難者同士のコミュニティを形成する． （避難の長期化とともに重要性が高まる）

（富山県射水市：避難所開設・運営マニュアル，p.5，平成23年3月より）

ど）から早期に福祉避難所を開設することも想定し，福祉避難所としての施設の指定や協力を得られる施設との調整を行っておく必要がある（福祉避難所の実際については，次項「5. 福祉避難所について」を参照）．

3. 避難対象者

■災害救助法で現に被害を受けた人
　①災害で住居を失った人
　②現に被害を受けた宿泊者・通行人など

■災害によって被害を受けるおそれがある人
　①避難勧告の対象となる人
　②避難勧告の対象ではないが，緊急に避難する必要がある人
- 災害直後に避難者が上記の要件を満たしているかを直ちに判断することは困難であり，実際には受け入れを求める人があれば，とにかく対応することを基本とする．
- 但し，1週間後頃までに避難者名簿などを作成して被災状況などを確認し，個別に対応していく．住宅内部の被災，ライフラインの停止，精神的ダメージなど，避難者が自宅で生活できない原因がある場合は災害対策本部などが必要に応じて，仮設住宅設置なども含めたそれぞれの対策を進めながら，環境が整った時点で退出を促す必要がある．

■高齢者，障がい者などの災害時要援護者
- 災害直後は避難者全員が極度のストレス状態に置かれており，健康な人であっても体調を崩しやすい．そのため要援護者の場合，特別な配慮が必ず必要になる．
- 要援護者については，個別に対応することを予測して，状況に応じて適切な支援が提供できる二次的な受け入れ施設への移転に向けて備える必要がある．
- 高齢者・障がい者の居住割合が高い地域では，予め避難所に必要な設備を整えたり，さらに福祉避難所の指定など，事前に避難所の受け入れ対策を地域で検討しておく必要がある．

■通勤者，旅行者などの帰宅困難者
- 商業地域や観光地などでは，交通機関の被災により多数の通勤・通学者や観光・買い物客などが帰宅困難者として発生することが予測される．
- 原則として，これらの帰宅困難者への対応は，通勤・通学・来訪などの目的地や受け入れている施設の事業者などが責任をもって行うべきであり，市町村は事業所などにその周知を徹底し，事前対策の実施を促し，対応について検討しておく必要がある．
- 避難所では地域住民の避難者と同様に，臨時に避難所に受け入れる必要があるので，施設の利用者数や利用状況に応じて避難所の規模なども検討しておく必要がある．

■在宅の避難者
- 食料の供給などの必要な救援については，在宅被災者についても同様の対応が必要となる．このとき，避難所運営組織が避難者だけでなく，在宅被災者の参加も得ている場合は混乱なくサービスを提供できるので，できるだけ早期に在宅被災者も含めて避難所利用者情報の管理をし，入所・在宅利用にかかわらず避難所組織の説明や施設の利用方法，役割分担を行っていく．

4．避難所運営の流れ

避難所運営の流れについて【初動期】【展開期〜安定期】【維持期〜撤収期】に分け，整理する（図Ⅰ-15）．

1）初動期（災害発生直後）の避難所（発生直後〜24時間）

大規模で突発的な災害の場合や休日または平日の夜間や早朝に発生した災害の場合，避難所に最初に到着するのは行政担当者ではなく，避難してきた地域住民であることが想定される．

初動期は，避難してきた住民が初期の避難者のなかから代表者を選んで，支援や物資が十分に揃わない混乱しているなかで応急的に避難所の開設と運営を行う組織をつくる時期である．この組織のもとで行政担当者や施設管理者が不在でも無秩序な施設への侵入を防ぎ，避難施設の安全確認後に避難者を施設内へ誘導する．これらをスムーズに実践するには，個々の避難所運営マニュアルの作成と日頃の訓練が必要である．

2）展開期〜安定期の避難所（24時間〜2週間，2週間目以降）

避難者が主体となって本格的な避難所運営組織（避難所運営委員会）を立ち上げ，組織内の役割分担と連携，施設内外の情報の統括を行う．さらには到着した行政担当者や施設管理者の協力を得て，市町村の災害対策本部に避難所の状況を報告し，必要な資器材・物資などを要請する．

大規模な災害で避難生活が長期化した場合は，避難者だけでなく地域住民やボランティ

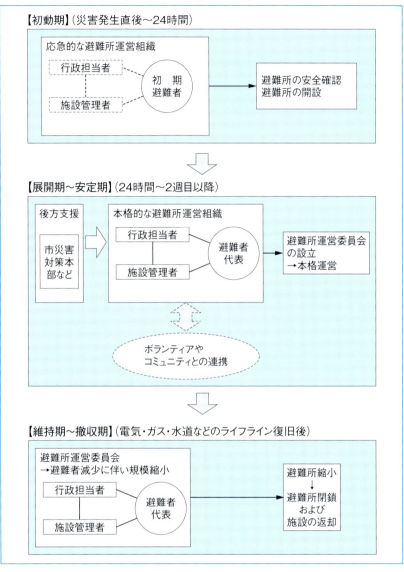

図Ⅰ-15　避難所運営の流れ
(富山県射水市：避難所開設・運営マニュアル．p.8，平成23年3月より一部改変)

アとの連携も重要となるので，物資など物の調整だけでなく必要人員の管理と要請も行っていく．

3) 維持期～撤収期の避難所（ライフラインの回復後）

　ライフラインが回復し，仮設住宅などへの入居が開始される時期になると避難所は撤収に向けた準備に入る．この時期には退所する避難者も増え，避難所運営組織も縮小傾向になる．一方で，避難所には自立困難な避難者が次第に目立ってくる時期でもあり，避難所運営組織のリーダーは，地域の世話役として最後まで適切な対応に努めることが望まれる．

また，避難所内は，被災前の地域のコミュニティーを保持しながら避難者同士が互いに支えあう形で運営されており，そのコミュニティーを極力崩さない形で仮設住宅への移動ができるよう，避難所内の情報と仮設住宅を準備する行政の間で調整を行う必要がある．

5. 大規模災害時の避難所の状況想定

　災害時の避難所の状況は，時間経過に伴って大きく変化する．したがって，そのことを踏まえて時系列に沿った対応方針を検討する必要がある．表Ⅰ-13に大規模災害時の避難所の状況想定を示す．

6. 避難所運営と役割分担の実際

1) 避難所の開設準備と役割分担

　避難所の開設・運営に向けた準備は，原則として，市町村の行政担当者，施設管理者，初期避難者が協力して行う．予測されている災害（大雨・台風など）時の避難所開設の際は，行政担当者および施設管理者が協力し避難所開設にあたるが，大規模災害発生時には市町村職員や施設管理者も被災者となり，すぐに避難所に到着できない場合も予測されるため，開設の段階から避難者が避難所運営の主体となり自主的に開設の準備にあたる．図Ⅰ-16に避難所運営組織の全体像と必要な役割を示す．

　役割の分担は避難者の地域の自主防災組織や自治会役員を中心として構成できれば，これまで行ってきた役割を活かして運営することができるが，選出にあたっては個人の負担が大きくならないよう留意する必要がある．

　また，男女や個々のニーズの違いに配慮するため，男女比や障がいのある人も含めてバランスのとれた構成にすることが望ましい．

2) 避難所運営委員会の役割

(1) 避難所運営委員会の設置

　応急的な対応が落ち着いてきた時点で「避難所運営委員会」を設置する．

　これにより，避難所におけるそれぞれの課題への対応や行政の災害対策本部との連携が円滑となり，自主運営体制が確立される．

　①会長・副会長の選出（会長1人，副会長1〜2人）

　②運営各班の班長，班員の選出（班長1人，班員3〜5人程度）

(2) 避難所運営委員会の業務

　具体的な業務を実施する各班が設置されたら，各班の担当に業務を分担するとともに，以下の順で本格的な避難所開設準備および運営業務を開始する．

表I-13　大規模災害時の避難所の状況想定

(1) 時系列（大規模地震発生時を基本として）

時　期	避難所の状況想定	時　期	避難所の状況想定
災害発生直後（～3日程度）	・避難者が避難所に殺到し，精神的にも不安定な状況． ・市町村は，指定避難所以外への避難状況も含め，避難所全体の把握が困難な段階． ・避難所によっては，市町村避難所担当職員や施設管理者が到着する以前に，避難者が鍵を壊して施設内に入ることも予想される． ・翌日以降も余震による二次災害のおそれ，大規模火災，危険物漏洩等により避難者が移動・拡大し，混乱することも考えられる． ・市町村災害対策本部から食料・物資を十分にまた安定的に供給することは困難な状況が予想される．その場合，全避難者に食料等を等しく提供することが困難となり，トラブルも発生しやすい． ・各種の情報が不足し，被災者の不安が拡大しやすい． ・障害者，高齢者の方々等の災害時要援護者については，状況把握が困難である． ・市町村及び避難所に安否確認の問い合わせが集中する．	1週間～2週間程度	・被災地外からの支援活動が本格化し，マンパワーを要する対策が期待できる段階である． ・避難者の退出が増え，被災者だけでは避難所の自主運営体制を維持することが困難となる． ・臨時指定施設，民間施設等の避難所については，避難所の統廃合を始めることになる． ・避難生活の長期化に伴い，衛生環境が悪化してくる． ・避難者の通勤通学等が再開され，避難所は生活の場としての性格が強まってくることが予想される． ・学校避難所では，教職員が本来業務へシフトする段階となる． ・避難所の中にいる人と外にいる人との公平性，応援・支援への依存の問題が生じ始める．
3日～1週間程度	・食料等はおおむね供給されるようになるが，加熱した食事の要望などニーズが多様化する． ・避難者数は流動的な段階である． ・3日目頃からは，避難者が落ち着きを見せ始める一方で，健康状態や衛生環境の悪化が予想される． ・ライフラインの回復が遅れる場合，食料や生活用水の確保，入浴の機会といったニーズが，避難者のみならず，地域の在宅被災者も含めて，より拡大することが予想される． ・ボランティアや物資等については，避難所間で格差が生じる場合がある．	2週間～3か月程度	・避難所の状況はおおむね落ち着いた状態となる． ・ライフラインの復旧に伴い，避難所に残るのは住まいを失って行き場のない被災者に絞られてくる． ・避難者の減少に伴い，避難所の統廃合が一層進み，避難者の不安が強まる段階である． ・補修や応急仮設住宅の供与等による住まいの確保が最重要課題となる． ・避難生活が長期化することに伴い，災害時要援護者の身体機能の低下や心の問題が懸念されるため，保健・医療サービスの一層の充実が求められる． ・避難者の減少とともにボランティアも減少し，運営体制の維持が難しくなる． ・季節の変化に伴い，それまでとは異なった対策が求められる．（下記※「季節を考慮した対策」参照） ・仮設住宅の提供や相談により，避難所の解消に向けて自治体が本格的に動かなければならない段階．

※季節を考慮した対策
- 冷暖房設備の整備
  避難所内の空気調整に配慮した対応ができるよう空調設備や冷暖房機器の整備を検討する．
- 生鮮食料品等の備蓄に向けた設備の整備
  夏期高温期の食品衛生を確保するため，冷蔵設備・機器の整備を検討する．
- 簡易入浴施設の確保
  避難者の衛生・健康保持のため，簡易入浴施設の整備を検討する．

(兵庫県避難所管理・運営等調査委員会：避難所管理・運営の指針．佐賀県災害時要援護者対策検討会議：避難所マニュアル策定指針．p.6, 平成17年2月より)

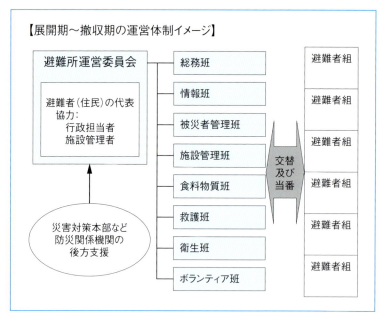

図Ⅰ-16　避難所運営組織の全体像と必要な役割
（三重県地域振興部地震対策チーム：避難所運営マニュアルづくりの手引き．p.37，平成25年1月より）

①施設の安全点検[1]

　避難所開設のための準備として，まず避難所施設が使用可能かの安全点検を実施する必要がある．

- 2人1組体制でお互いの安全を確認しながら施設の安全および被害状況などを点検する．この際，事前に，建物の被災状況チェックシートを作成し，それに沿って確認を行うとよい．
- 避難者受け入れに適している広いスペース（体育館など）から点検を行う．
- 可能であれば建築士や危険度判定士などの専門知識を所有する人の協力を得て被災建築物応急危険度判定を受ける．これが難しい場合，避難者や地域住民のなかから資格保持者を募り，施設管理者や住民代表とともに目視による点検を行う．
- 地震による災害の場合は安全確認が終了するまでは，建物内に避難者を入れてはならない．
- 危険箇所が発見された場合はその場所を立ち入り禁止とする．
- 安全点検の結果，「危険」「要注意」と判断されたスペースには避難者を入れてはならない．その建物の入り口部分に判定結果を表示する．
- 「要注意」の場合は応急的に立ち入り禁止とし，早急に建築物応急危険度判定士の派遣を災害対策本部に要請する．
- 安全点検後に受け入れ可能と判断された場合は，施設機能確認のためライフライン（ガス，電気，水道，電話）などを確認する．

②避難所間での避難者の振り分けに対する対応
・原則として世帯を1つの単位として部屋単位などで「組」を編成する．
③避難所運営委員会会議の開催
・市町村災害対策本部との連絡調整事項の協議や避難所での課題・問題に対処する．
・避難所の運営を円滑に進めるために，定例的に開催する．
④支援サービス窓口の設置
・避難者受付窓口：避難者の登録，出入りの管理（被災者管理班）
・食料・物資配布窓口：物資の配布（食料物資班）
・広報窓口：電話呼び出し対応，施設内の後方への問い合わせ対応（情報班）
・ボランティア支援の受付窓口：ボランティア支援の受け付け（ボランティア班）
⑤災害対策本部への定時報告
・市町村の災害対策本部が各避難所の状況を確認できるよう，毎日定時に一定の書式（例：避難所状況報告書）を用いて報告する．
⑥避難所内での定期移動の実施
・避難者のプライバシー保護のため，避難者人数に応じて避難所の居住場所を移動する．

（3）総務班の業務

①委員会の事務局
・避難所運営委員会規約の作成，会議などの開催連絡，各班と調整し協議事項の整理と資料作成を行う．
・災害対策本部への定時報告の実施．
②避難所生活ルールの作成と風紀・防犯対策
・避難所生活ルールを策定し，周知する．
・風紀・防犯対策を徹底する．
③取材への対応
・マスコミの取材対応のため，行政担当者と施設管理者とともに資料作成などを行う．

（4）情報班の業務

①避難所内および外部の情報収集と広報
・周辺地域の復興状況を調べる他，避難者に役立つ情報を掲示版や新聞のような形で定期的に広報する．
・定例会議の際に，各運営班からの広報希望事項を取りまとめ，内容によって適切な広報手段を選んで広報する．
・行政担当者や災害対策本部からの被災支援サービスを整理して，内容によって適切な広報手段を選んで広報する．
・自ら積極的に情報収集を行い，口コミに関しては詳細を確認したうえで広報する．

(5) 被災者管理班の業務
①避難者名簿の作成・管理
- 避難所受付窓口を設置し，避難者名簿への記入による避難者登録，入退所（登録・登録解除）の管理を行う．
- 在宅避難者も避難所を利用するので在宅避難者にも対応していくために，「在宅のまま避難所サービス利用」という項目を設けて，登録や登録解除に対応する．災害対策本部の支援サービスは，避難者名簿の登録数に基づき提供されるため，避難世帯全体に周知し避難者名簿への登録を徹底する．
- 避難者名簿を活用して避難者グループの代表と協力し，登録されている避難者数の確認を毎日行い，定例会議で確認・報告する．

②避難所への問い合わせや呼び出し，郵便物などへの対応
- 電話などでの安否・所在確認の問い合わせや訪問に対しては呼び出しを行う．
- 避難者個々のプライバシーや個人情報管理に対して慎重に対応する．
- 呼び出しの際に放送を使う場合は，他の避難者への影響も考えて時間を決めるなど最小限にとどめる．

(6) 施設管理班の業務
①避難所内および周辺の危険箇所への対応
- ガラスや壁の破損に対しては管理者の協力を得ながら，危険箇所の調査・修理補修などの対策を計画的に行う．余震などにより危険箇所が増加していないか施設内の見回りも計画・実施する．
- 行政担当者と連携し，危険度判定士を要請するなどして，施設の安全性を繰り返し確認する．

②施設の利用スペースの確保
- 避難所運営に必要なスペースを確保し，設置する．すでに占有者がいる場合は事情を話して協力してもらい，他のスペースを提供できるように調整する．
- 施設管理者と相談し，仮設トイレや食料・物資の保管場所と荷降ろしの場所，駐車スペースなど，さまざまな施設内の場所の選定と利用計画を作成する．

③設備の確保
- 各運営班と協議し，避難所運営に必要な設備や器材の使用状況を確認し，調達について総務班に要請する．特に仮設トイレの設置は，衛生班と協力し早急に行う．
- 季節によって，最低限度の冷暖房器具の調達も検討する．
- 食料保管に対する冷蔵設備や調理設備を検討する．
- 高齢者や障がい者・乳幼児など要援護者が多い場合，必要な設備・資器材を調達する．
- 避難者のプライバシー確保のため，間仕切りやついたてを調達する．しかしながら避難所によっては，顔や状態がみえるほうがよいということで，あえて間仕切りやついたてを立てないところもあるので，避難所の状況に合わせるのがよい．

表Ⅰ-14 用途別の生活用水の使い方の例

水の種類＼用途	飲料用・調理用	手洗い・洗顔・歯磨き・食器洗い用	風呂用・洗濯用	トイレ用
飲料水（ペットボトル）	◎	○		
給水車の水	◎	◎	○	○
ろ過水	△	◎	○	○
プール・河川の水	×	×	×	◎

◎：適切な使用方法　○：使用可　△：やむを得ない場合のみ使用可　×：使用不可

(富山県射水市：避難所運営・開設マニュアル．p.21，平成23年3月より)

④防火対策
- 施設全体の防火対策を行う．また，たき火や喫煙については指定場所以外は禁止とし，防火に対するルールを作成する．

⑤生活用水の確保
- 飲料水の確保が優先だが，トイレや手洗いなど衛生上必要な生活用水も確保する（**表Ⅰ-14**）．

(7) 食料物資班の業務

①食料・物資の調達
- 備蓄食料・物資を確認し，必要な食料・物資の数を定時報告を利用して，総務班に報告する．
- 被災者管理班に毎日避難者数を問い合わせ，必要な食料・物資を算定する（避難者数には在宅避難者も含まれる）．
- 行政からの調達が困難な場合，避難者の持ち寄った食料・物資の提供を依頼する．避難者周辺の住民にも呼びかける．周辺の商店街からの調達も検討する．
- 状況が落ち着いてきたら避難者から必要な食料・物資の要望を集める体制を整える．
- 多くの物資の受け入れ・保管・管理はともに必要だが，負担にもなるので，余剰物資が発生しないように調整を行う．

②食料・物資の受け入れ，管理
③食料・物資の配布
④炊き出しへの対応

(8) 救護班の業務
- 医療救護体制を整備する．
- 災害時要援護者の支援を行う．

(9) 衛生班の業務
- ゴミ処理，清掃のルールを決定し，周知する．
- 避難者が入浴できるよう入浴器材の要請，仮設風呂やシャワーの管理を行う．
- 避難者層に応じた衛生用品を要請する．

- 避難所全体の衛生管理を保健所などの関係機関と連携して行う．
- ペット連れの避難者に対しては，飼育ルールや飼育場所の衛生管理について説明する．

(10) ボランティア班の業務

- 各班からの要望に基づき，どの分野のボランティア支援を受けるか協議検討する．
- 市の災害支援ボランティア本部が設置されたら，必要なボランティア派遣を要請する．
- 避難所にボランティア支援受付窓口を設置し，受け付けを行う．
- 必要に応じて，避難者とボランティアの交流の機会を設ける．

3) 避難スペースの確保

避難所に設けるべきスペースを表Ⅰ-15 に示す．

表Ⅰ-15　避難所に設けるべきスペース

＊青文字は優先的に設けるべきスペース

区 分		留 意 点
①避難所運営用	避難者の受付	・避難スペースの入り口付近に設ける． ・入所手続きや退所連絡・外泊連絡・面会受付などを行うために設置する．
	事務室	・避難スペースの入り口付近に受付と隣接させ，共に設ける． ・事務室としての部屋の確保が困難な場合，囲いを作りスペースを設ける．重要書類などは別室（施錠可能な部屋）で保管してもらう． ・スペースに余裕がない場合は各種相談窓口や受付と同じ場所に設置する必要がある．
	広報場所	・避難所内外の避難者に情報を提供する．受付の付近に設ける．（玄関近くの壁を利用する） ・災害対策本部からの情報を避難者や在宅避難者へ伝えるために『後方掲示板』と避難所運営用の『伝言板』を区別して設置する．
	会議場所	・事務室やスタッフの休憩所などにおいて，避難所運営組織のミーティングが行える場所を確保する．（専用スペースでなくてもよい）
	仮眠所	・事務室や仮設テントなどにおいてスタッフ用の仮眠所を確保する．
②救護活動用	救護室	・すべての避難所に行政の救護室が設置されるとは限らないが，施設に医務室などがある場合はそこを利用し応急処置的な医療活動が出来る空間を作る． ・緊急用ベッドを別に確保しておく．
	物資などの保管室	・直射日光が当たらない場所で駐車場から搬入しやすく施錠できる場所がよい． ・食料は常温で管理できる物を除き，冷蔵庫が整備されるまで保存はしない．
	物資などの配布場所	・物資や食料を配布する場所を設ける． ・天候に左右されないよう，屋内の広いスペースを確保するか，屋外にテントを設ける． ・配給時には多くの机などが必要となり，スペースが必要となることに留意する．
	特設公衆電話の設置場所	・急性期には屋根のある屋外など，在宅避難者も利用できる場所に設置する． ・慢性期に移行するにつれ，避難所内居住スペースに声が聞こえない場所に設置する．
	相談所	・各運営班担当者に相談できる窓口の設置． ・できるだけ早期に，且つプライバシーが守られる場所に設置する．
③居住スペース		・避難者グループの編成．町内会や小字単位など避難者自身がわかりやすい単位で配置する． ・一人当たり 2 m² を目安にする． ・パーテーションなどを使用し，横になって休めるスペースとする．
	要援護者	・要援護者（高齢者，障害者，乳児・妊婦，外国人，女性，旅行者など）への配慮が出来るスペースの確保． ・病気の者や障害がある者など支援が必要な避難者は家族単位で優先して室内に避難できるよう配慮する． ・介護が必要な者や，施設入所が必要な避難者がいる場合は，具体的な支援内容を確認し災害対策本部へ連絡し，福祉避難所への入所を要請する．

③居住スペース	感染症	・発熱，下痢などの感染の疑いがある場合は隔離できるスペースを準備する． ・下痢の場合は専用のトイレを設置する．上下水道が復旧していない場合は，排泄物をすぐ破棄できるようにすることが望ましい． ・感染の疑いがある者は早期に受診してもらう． ・感染者数，症状についても災害対策本部へ報告する．
④避難生活用	調理場	・電力が復旧してから電気湯沸しポット，トースターなどを設置するコーナーを設ける． ・電化製品使用時は電気容量に注意する．
	更衣室・授乳室	・プライバシーを守り，治安面で安全な場所を確保する． 女性用スペース・授乳スペースは優先する．
	休憩所	・共用の多目的スペースとして設置する． ・外部の人との面会や避難者同士の談話に使用する． ・消灯後も使用できるように居住スペースから少し離れた場所を確保する． ・避難所スペースに外部の人を入れないように，出来る限り，入り口付近に設置することが望ましい．
	キッズスペース・勉強場所	・子供が走り回ってもほかの避難者に迷惑にならない様に就寝場所・生活スペースから離れた静かな場所に設置する． ・危険物のない広いスペースを確保する．
	飲酒場所	・必要に応じ飲酒許可されたスペースも設ける．
⑤屋外	仮設トイレ	・室内のトイレは配管が確認できるまで使用禁止とし簡易トイレなどで対応する． ・臭いが居住スペースに届かないように一定の距離をとるようにする． ・防犯上奥まった場所は避ける． ・男女別に設置し，女性用トイレを多めに設置する．夜間の使用も出来るように明かり用の電源を確保する． ・要支援者が壁伝いに行ける場所にも設置する．
	ごみ集積所	・車両の進入が可能な場所で，腐敗や臭いの観点から直射日光の当たらない場所に設置する． ・分別収集に対応できるスペースを確保する． ・上下水道の復旧が出来ていない時に，排泄物をビニール袋に入れて処理することもある為，排泄物専用のごみ置き場も設置する必要がある．
	喫煙場所	・受動喫煙を防止するため煙が届かないように屋外に設ける． ・避難スペースから離れた屋外にバケツなどを設置し対応する．
	物資などの荷降ろし場所・配布場所	・屋外のトラックが侵入しやすい広い場所を確保する． ・屋内に広い物資などの保管・配布場所が確保できない時には，屋外に仮設テントなどを設置する．
	炊事・炊き出し場	・衛生状態が安定してきた時期に，避難者が自分たちで炊き出し・炊事が出来る仮設設備を設置する．
	仮設入浴場	・仮設入浴所は基本的に屋外設置となる． ・シャワー室などを備えている施設ではそちらを利用するが，上下水道の復旧を確認してから設置する． ・女性・子供も安心して利用できるよう，治安の面も注意する．
	洗濯・物干し場	・生活用水が確保でき，近くに洗濯物を干せるスペースがある場所を確保する． ・排水の確保が出来る場所に設置する． ・下着を干す場合もあるため，目隠しなどが出来る場所に設置することが望ましい．
	駐輪場・駐車場	・物資搬送の車や清掃車，その他公用車の入る広いスペースを確保する．このスペースには自家用車などは駐車しない．
⑥その他	ペット	・アレルギーや臭い・衛生，鳴き声による騒音の問題が発生する可能性があるため，避難スペースからある程度の距離をとる． ・雨風がしのげる様に，別棟やブルーシートで覆うなどして対応する． ・ただし，盲導犬などの介助犬は例外とし，避難スペースで生活することを許可する．
	遺体安置	・基本的には公共建物，寺院または公園などに遺体収容（安置）所を開設することになるが，やむを得ず避難所に遺体を受け入れる場合は施設管理者の同意を得た上で避難者の目に触れない場所に設置する． ・直射日光の当たらない場所に設置する． ・遺体を受け入れた場合は必ず市町村職員の派遣を要請する．

（富山県射水市：避難所運営開設マニュアル，pp.3-4，平成23年3月より一部改変）

表Ⅰ-16 避難者名簿の例

	ふりがな 氏名	年性	続柄	要援護	所属町内会	○○町東		避難組名	●○町○丁目
世帯主	ふりがな　ふりがな 内○　　○○文	54 男			住所	○○市○○町○丁目		電話	
家族	ふりがな　とら○ろう 江○　虎○郎	84 男	義父	要	家屋の被害状況	全壊・半壊・一部損壊 断水・停電・ガス停止・電話不通			
	ふりがな　△こ 内○　　△子	50 女	妻		親族など連絡先	世帯主の兄　内○△男（仙台市）000-0000-0000			
	ふりがな　△み 内○　　△美	18 女	長女		支援区分	☑避難所への入所を希望 □在宅のまま，避難所サービスの利用を希望			
	ふりがな　ゆう○ 内○　　祐○	16 男	長男		その他				
入れ歯やメガネの不備，持病など，特に配慮が必要な方はお書きください 　氏名　江○　虎○郎　　内容　老眼鏡といつもの薬を忘れてきた									
特技や資格をお持ちの方は，お書きください 　氏名　　　　　　　　　　　　内容									
他からの問い合わせがあった時に住所・氏名を公表してもいいですか？ 　　よい　　よくない　　公的機関であればよい					登録日 （入所日）		＊事務局記載		
転出先					登録解除日 （退所日）		＊事務局記載		

4）避難者名簿の作成（表Ⅰ-16）

(1) 世帯ごとに記入

　居住地域のリーダー（組長）など避難者グループの代表が中心となり，避難者世帯ごとに用紙へ記入してもらう．

(2) 避難者に記入してもらうとよい項目

　氏名・年齢・性別・住所などの個人情報に加え，家族単位の避難となることが予測されるため，家族の情報や緊急連絡先の記入が必要である．避難所生活で必要となる情報としては，避難所開設期間を左右することもあるので所属の町内会や，被災状況も確認しておく．その他，健康状態や持病，薬，入れ歯・眼鏡の有無，特技，資格，担当ケアマネージャーの連絡先，個人が配慮してほしい項目などで，資格・特技などにより役割分担の担当を決めていくこともある．

　避難所の登録日・登録解除日，支援区分（避難所入所か在宅から支援サービスのみの利用を希望するか）は，支援物資・食料の要請，配布に関わるため必ず記載してもらう．

　問い合わせに対する公開の可否や退所後の住所などの項目など，これらの名簿に記載する情報は個人情報となるため，日頃から住民へ説明し記入に協力してもらう．

(3) 緊急を要する要望を調査

　病院・社会福祉施設などへの搬送希望など，緊急を要する要望については避難者名簿により調査を実施する．

(4) 避難者名簿・台帳の事前作成

　発災後，名簿・台帳を作成するには時間もかかり，受け付けや安否確認がスムーズに行えない．事前にこれらを作成し，備えておくことが大事である．

〔引用・参考文献〕
1) 富山県射水市：避難所運営・開設マニュアル．p.11，p.21，p.81，平成 23 年 3 月
2) 峡南地域防災連絡会議：峡南地域避難所運営マニュアル．平成 21 年 3 月
3) 佐賀県：避難所マニュアル策定指針．平成 17 年 2 月
4) 高知県：大規模災害に備えた避難所運営マニュアル作成の手引き．平成 26 年 10 月
5) 内閣府（防災担当）：大規模地震発生直後における施設管理者等による建物の緊急点検に関わる指針．平成 27 年 2 月
6) 三重県地域振興部地震対策チーム：避難所運営マニュアルづくりの手引き．平成 25 年 1 月
7) 新潟市：避難所運営マニュアル〔初動対応編〕発災から 3 日目まで．第 4 版，平成 27 年 7 月

（山川博実）

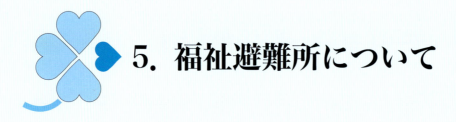
5. 福祉避難所について

　大規模災害では家屋の損害やライフラインの途絶により，多くの地域住民が自宅での生活に支障をきたし，避難所での共同生活を余儀なくされる．そのなかでも，高齢者，障がい者，妊産婦，乳幼児，病弱者などは，一般的な避難所で生活するにはさまざまなサポートが必要となるため，福祉避難所を設置し何らかの特別な配慮をする必要がある．

▶ 1. 福祉避難所の概念

　厚生労働省の「災害救助・救援対策──福祉避難所設置状況」によると，「福祉避難所とは，既存の建物を活用し，介護の必要な高齢者や障害者など一般の避難所では生活に支障を来す人に対してケアが行われるほか，要配慮者に配慮したポータブルトイレ，手すりや仮設スロープなどバリアフリー化が図られた避難所のこと」[1]である．
　福祉避難所は，「福祉避難所」と「緊急入所施設」に分けられる．これらは，法令に基づき，対象や想定施設が異なるため，それぞれに合わせた対応を図る必要がある（表Ⅰ-17）．

■福祉避難所対象者となる「要援護者（要配慮者）※1」と「避難行動要支援者」について
　要援護者とは，「災害時，自分の身を守る・避難するなどの一連の動作を行う時に支援が必要な人」を指す．一般的に高齢者，障がい者，外国人，妊産婦，乳幼児，人工呼吸器使用者や人工透析患者を含む難病患者などを主な対象とする．
　避難行動要支援者とは，「要援護者のなかで，自分で避難することが難しく避難に支援を要する人」を指す．避難行動要支援者は，①立ち上がりや歩行が自力でできない高齢者（要介護認定3以上），②身体障害者手帳（1, 2級），療育手帳（A）または精神障害者保健福祉手帳（1級）を所持している，③①・②にかかわらず，自ら避難することが困難な状態にあると判断された者で，避難行動要支援者名簿への掲載を希望する者が対象の範囲である[2]．

※1：これまで広く使用されていた「災害時要援護者」という言葉の代わりに，平成25年（2013年）6月の災害対策基本法の改正で「要配慮者」と「避難行動要支援者」が使われるようになった．しかし，本書では一般的に使われている「要援護者」と表記する．

表Ⅰ-17 福祉避難所と緊急入所施設

	福祉避難所	緊急入所施設
対象者	・高齢者 ・身体障がい者（視覚障がい者，聴覚障がい者，肢体不自由者など） ・知的障がい者 ・精神障がい者 ・人工呼吸器，酸素供給装置などを使用している在宅難病患者 ・妊産婦，乳幼児，病弱者，傷病者などの一般の避難所生活においては対応が難しく何らかの特別な配慮が必要な者 ・身体的な状況により長時間床面で起居することが困難な者 福祉的ニーズがあるが，特別養護老人ホームや老人短期入所施設，医療機関などに入院・入所するに至らない程度の在宅の要援護者や，日常生活に見守り・援助が必要な要援護者を対象としている	・特別養護老人ホームなどにおいて，緊急入所やショートステイなどによる対応を必要とする心身状況の要援護者
根拠法令	災害救助法	介護保険法
運営	自主防災組織・社会福祉施設の職員を中心とする	社会福祉施設職員を中心とする
人員配置	概ね10人に1人の生活相談員（看護師・社会福祉士など専門知識を有する者が望ましい）などを配置	法律の基準に基づく
面積基準	1人当たり概ね2～4m²/人（目標値・実際面積は地方公共団体により異なる）	法律の基準に基づく
想定施設	避難所の一部区画 　・小中学校や公民館など 　・介護・福祉入所施設 　・養護老人ホーム 　・軽費老人ホーム 　・ケアハウス 　・有料老人ホーム 　・認知症高齢者グループホーム その他 　・特別支援学校 　・地域密着型サービス事業所 　・デイサービス系事業所 　・宿泊施設　など	・介護保険入所施設 ・特別養護老人ホーム ・介護老人保健施設（同一施設内のショートステイや居住サービス施設スペースを含む） ※上記施設は緊急入所施設として必ず協力する必要がある
受け入れ判定	原則としては，まず避難所に避難をし，その後市町村の災害対策本部から避難所に派遣される職員によって必要性を判定される	原則としては，まず避難所に避難をし，その後市町村の災害対策本部から避難所に派遣される職員によって措置を決定される ※市町村と同一基準により，緊急かつ特例的に現場の施設長判断も災害対策本部との連携のもと可能．移送は施設と災害対策本部が連携し，対応する
開設期間	市町村対策本部が定める避難所開設期間による （通常の支援サービス提供を確保し，再開するため施設事業所から優先し，解除していく）	福祉避難所における開設期間と同等に扱う （状況に応じて，短縮・延長もある）
費用	災害救助法に基づき国庫負担	介護報酬請求（自己負担分は市町村により取り決めがある）

2．発災前に行う福祉避難所立ち上げの準備

1）福祉避難所へ入所対象となる人の把握

　福祉避難所の対象の把握は，平常時に民生委員や児童委員，障がい者相談員からの情報や既存統計などで行う．また，災害時に向けて，要援護者の登録制度で対象者の把握を行う場合もある．この際には，個人情報の守秘義務の関係もあるため本人・家族の理解を得て，その意向を尊重し，得た情報の管理を徹底する．

2）福祉避難所の指定と利用可能な施設の把握

　福祉避難所として利用可能な施設は，社会福祉施設などの設備が整った施設とする．しかし，一般の指定避難所のように，福祉避難所としての機能を有していない場合でも，機能を整備することで利用可能な場合もある．各施設のメリット・デメリットを調査し，福祉避難所として必要なバリアフリー化，冷暖房設備の整備，情報提供関連設備の整備などを進め，災害時に速やかに要援護者を受け入れられるように準備を進めていく．

　さらに，地域内の福祉避難所では対応が困難となった場合，地域外の避難所に一時的に避難することも想定されるため，近隣の都道府県・市区町村や関係団体との協力関係も事前に構築しておく．

3）福祉避難所の物資・器材・人材・移送手段の確保

（1）物資・器材の確保

　施設管理者と連携し，福祉避難所における必要な物資・器材の備蓄をする．発災後，すぐに物資・器材を調達することは困難であると予想されるため，急性期を乗り越えるための一定程度の備蓄と，災害時に物資・器材の確保ができるように協定締結などの事前対策を講じておく．

- 介護用品，衛生用品
- 災害時要援護者に配慮した食料（アレルギー体質に合わせた食材を含む），飲料水
- 毛布，タオル，下着，衣類，電池
- 医薬品，薬剤
- ポータブルトイレ，ベッド，担架，パーテーション
- 車いす，ストーマ（人工肛門）用装具，歩行器，酸素ボンベ，気管孔エプロン
- 日常生活用具

（2）人材の確保

　災害時に要援護者の避難生活を支援するためには，専門的な人材の確保が不可欠である．スムーズに人材の確保をするためにも，支援リストの整備を行い，関係団体・事業者との協

定締結をするなどで，災害時に人的支援を受けられるように連携を確立しておく．

また，日頃から防災ボランティア養成講座の開催や訓練の実施により，人材育成に取り組み，災害時，福祉避難所で一般ボランティアの受け入れができるように備えていく．

(3) 移送手段の確保

自宅から指定避難所への避難，指定避難所から福祉避難所への移送は，原則として，①要援護者およびその家族や支援者が自主防災組織などの支援を得て行う，②市町村職員による移送，③施設職員による移送の順に行う．福祉避難所から，緊急で入所施設などへ移送する場合については，要援護者の状態に配慮した移送手段を，福祉避難所指定施設の管理者らと協議・検討していく．

4) 福祉避難所の周知

災害発生時，要援護者への支援がスムーズに行われるように，広報活動や訓練を通して広く地域住民に福祉避難所について周知を図り，理解と協力を求めていく．特に，要援護者やその家族に対しては，広報活動の他にも，民生委員や保健師の活動などにより理解を得ておく．

5) 福祉施設および医療機関などとの連携

(1) 福祉避難所の設置・運営にかかる連携の強化

福祉避難所の設置・運営をスムーズに行うためには，専門的人材・福祉機器の調達が不可欠であり，平常時から，社会福祉施設や医療機関などの各機関との連携を強化していく必要がある．関係団体や事業者間との協力体制を確立するためにも，情報共有を積極的に行い，連携の強化を図っていくことが重要である．

(2) 緊急入所への対応

在宅での生活が困難な要援護者（高齢者では要介護度3以上を想定）や，指定避難所で生活を送ることが困難な要援護者は，緊急入所・緊急ショートステイなどで対応する必要がある．また，医療処置が必要となった場合や避難所内で感染症が発生し拡大が懸念される場合には，医療機関と緊急入院についての連携を図り，適切な対応が必要となる．このため，緊急入所が可能な施設を把握し，都道府県・市町村は医療機関や施設との締結協議を行っていく．さらに地域内での対応が困難となった場合を想定し，地域外での対応方針や移送手段も検討しておく．

3. 災害時の福祉避難所の開設

1) 福祉避難所の開設

災害が発生，または発生のおそれがある場合，都道府県や市町村は施設の被害状況や受け

入れ可能人数を確認したうえで指定避難所の開設を行う．避難をしてきた人のなかに福祉避難所の対象となる人がおり，福祉避難所の開設が必要であると判断した場合は，福祉避難所を開設して要援護者を受け入れていく．受け入れていく手順は，以下のとおりである．

(1) 福祉避難所の開設要請

市町村が福祉避難所を開設する必要性を認めた場合，電話などで施設へ開設要請を行う．施設への開設要請は運用の混乱を避けるために，福祉避難所・緊急入所施設ごとに行う．施設は，施設の被災状況・安全確認，職員の参集状況，人員体制，収容スペースなどを確認したうえで，福祉避難所の開設が可能であるかを検討する．要援護者に配慮した器材や日常生活を送るために必要となる消耗器材などの確保の準備が整い次第，福祉避難所を開設する．その際に，速やかに開設した旨や開設場所などを，職員，要援護者とその家族，自主防災組織，地域住民などへ周知する．

(2) 要援護者の受け入れ

福祉避難所の開設準備が整い，受け入れが可能となり次第，福祉避難所の対象者の受け入れを行っていく．

(3) 開設期間

福祉避難所を含む避難所は，災害時に応急的に設ける施設であると災害救助法で定められているため，開設期間は原則として，災害発生日から7日以内とされている．しかし，やむを得ずこの期間内で避難所を閉鎖することが困難な場合は，適宜，厚生労働省と協議し，必要最小限度の期間延長を検討する．

緊急入所施設に関しては，介護保険法に基づいているため災害救助法の開設期間の規定は適用されないが，福祉避難所における開設期間と同様に扱っていく．

2）福祉避難所の運営体制の整備

(1) 福祉避難所の担当職員，要援護者班の人員配置

福祉避難所は，原則として概ね10人の要援護者に1人の生活相談員などを配置するとされている．開設時からしばらくの間は，24時間体制で対応することが予測され，交代要員を確保することが不可欠である．しかし，大規模災害時の急性期には福祉避難所へ派遣する職員を確保することが困難であることが予測されるので，この場合は，施設管理者の協力を得て対応していく．

また，地域の拠点的な福祉避難所に関しては，施設管理者に福祉避難所の運営管理を委託することになり，その場合，当該施設の入居者の処遇に支障をきたすことや，施設の運営体制を妨げることがないように，必要な支援を行っていく．

(2) 受け入れスペースの確保

受け入れスペースは，要援護者の特性を踏まえて適切に対応ができるように，可能なかぎり1人当たりの面積を広く確保するように努める．面積は概ね1人当たり$2〜4\,m^2$（畳2畳程度）を目安に設定し，空間の確保をする．同時に，施設内のバリアフリー化に努め生活環

境を整える．

(3) 福祉避難所の避難者名簿の作成・管理

　福祉避難所に避難している人の状況を把握するため，早急に避難者名簿を作成・記入する必要がある．その名簿をもとに支援プラン・個別計画を作成し，保健所や消防署，病院などの機関と連携を図り支援していく．

■名簿情報の例
- 自治区名
- 民生委員の名前，連絡先
- 家族構成，同居状況，連絡先
- 要援護者
- 特記事項（要介護度，肢体不自由の有無，認知症の有無，既往歴，必要な支援内容など，プライバシーに配慮し，支援を受けるに際して必要な情報のみ記入）
- 福祉サービスの利用の意向
- 応急仮設住宅への入居
- 住宅再建の意向，居住建築の構造
- 退所時の転出先　など

　避難者名簿は随時更新し，毎日，受け入れ人数や入退所者数などを市町村へ報告する．それらの報告をもとに市町村は都道府県へ報告を行う．また，避難者の名簿管理とともに，ボランティアを含む生活相談員の出勤簿についても整備・保存しておくことが望ましい．

(4) 食料の管理と食事

　福祉避難所入所者に提供する食事は，入所施設ごとに確保し提供時には公平性に最大限に配慮するが，入居施設における一般入居者と同等の水準を求めるものではないことが前提である．しかし，アレルギーなど，個人の食事に関する特別な要望に対しては可能なかぎり対応していく．食料に不足がある場合は，不足内容および不足数量をまとめて依頼表に記入するなどして市町村へ要請する．

(5) 物資の提供・管理

　福祉避難所入所者へ提供する身の回り品などの物資は施設ごとに確保し，公平性に最大限に配慮して提供する．特別な要望に対しては，可能なかぎり個別対応していく．食料と同様に，物資不足がある場合は，不足内容および不足数量をまとめて依頼表に記入するなどして，市町村へ要請する．

■提供される物資の例

　洋服，下着，布団，タオル，靴下，靴，石鹸類，歯磨き，ティッシュペーパー，マスク，消毒，ガーゼ，紙おむつ，生理用品，食器など．

(6) ボランティアの支援要請

　福祉避難所においてニーズに合わせた対応を行うためには，人材の確保は重要である．ボランティア依頼表などを使用し，不足する職種や活動内容などをまとめて市町村へ人材依

頼し，支援を要請していく．依頼した人材派遣がなされた場合は報告書にて適宜報告し，運営支援を行う．

(7) 緊急時対応
　福祉避難所の対象者は入所介護や医療処置などを必要としない心身状況の人であるが，身体状況の悪化により緊急入所や医療処置が必要と判断される場合は，緊急入所施設や医療機関へ速やかに移送し，適切な対応を図る．

(8) 福祉避難所の解除
　要援護者が全員退所し，福祉避難所としての目的を達成した時には，施設の現状復帰を行い，福祉避難所の指定解除を行う．福祉避難所の利用が長期化し，各避難所の入所者数にばらつきが出てきた時には福祉避難所の統廃合を図る．統廃合に関しては要援護者やその家族に十分説明し，理解と協力を得る．

〔引用文献〕
1) 厚生労働省：災害救助・救援対策—福祉避難所設置状況．p.7，平成24年9月
2) 八尾市：八尾市災害時要配慮者支援プラン．p.2，平成26年3月

〔参考文献〕
1) 福島市：福祉避難所設置・運営マニュアル．平成24年1月（平成24年6月改定）
2) 熊本市，熊本市老人福祉施設協議会，熊本市社会福祉協議会：福祉避難所などの設置運営マニュアル．平成25年3月
3) 内閣府：災害時要援護者の避難支援ガイドライン．災害時要援護者の避難対策に関する検討会，平成18年3月
4) 日本赤十字社：福祉避難所設置・運営に関するガイドライン．平成20年6月
5) 習志野市：災害時における要配慮者支援マニュアル．平成26年3月

（立田朋子）

6. 災害時要援護者とは

1. 災害時要援護者とは──「定義」

　今現在の科学では，地震，津波，台風，洪水，噴火など自然災害発生時に，迫りくる危険を瞬時に察知して避難の呼びかけを行ったり，安全な場所に避難することはまだ難しいと思える．たとえ察知できたとしても，適切な避難行動をとることが困難で特別に支援を必要とする人たちがいる．日本経済新聞〔2012年（平成24年）7月30日付け〕に「東日本大震災時の障がい者死亡率全体の2.5倍，逃げ遅れた可能性」というタイトルで紹介されていた．津波が来るのが聞こえなかった，火災が発生したのが見えなかった，情報が理解しにくかったなどなど，障がいのある人は一般市民より死者数が多かったということである．このように災害発生直後に避難する時，避難所・在宅などで特別に支援が必要とされる人を「災害弱者・災害時要援護者」（以下，要援護者）と表現する．
　対象となる者は，
　①高齢者：一人暮らし・寝たきり・認知症など
　②障がい者：視・聴覚障がい者，肢体不自由者，精神障がい者，自閉症など
　③乳幼児，子ども，小学生
　④傷病者（慢性疾患のある内部障がい者）
　⑤妊娠中の女性，小さな子どもを連れた女性
　⑥日本語が不自由な外国人，地理不案内な旅行者
などで，防災用語でもある．
　また，1991年度（平成3年度）の『防災白書』(内閣府)で初めて下記のように定義された．
　①自分の身に危険が差し迫った場合，それを察知する能力がない，または困難な者．
　②自分の身に危険が差し迫った場合，それを察知しても適切な行動をとることができない，または困難な者．
　③危険を知らせる情報を受けとることができない，または困難な者．

④危険を知らせる情報を受けとっても，それに対して適切な行動をとることができない，または困難な者．

上記の①〜④のいずれか1つでも当てはまる人を要援護者とした．

2．災害弱者から災害時支援優先度の高い人へ

　読者の皆様は，"災害時支援優先度の高い人"という言葉を目や耳にしたことがあると思う．
　私は，2001年（平成13年）日本災害看護学会第3回年次大会時（大会長：中西睦子氏）に，「災害弱者について」のワークショップを企画した．聴覚障がい者の人をゲストスピーカーに依頼した際に，「災害弱者」という言葉に対して，「私は耳が聞こえませんので，情報がとりにくいですが，弱者ではありません．電話では情報を得られませんが，メールで情報を知ることができます」とはっきりと指摘された．
　私は何気なく使っていた災害弱者という言葉の使い方を反省し，何をもって弱者なのかと問いかけ，その後は「災害時支援優先度が高い人」として伝えるようにした．しかし，長いのでもう少し短く的確な表現はないものかと思っていた頃，2005年（平成17年）に政府より「災害時要援護者の避難支援ガイドライン」が定められ，その中で「災害時要援護者」と紹介されたので，私もその後は要援護者と伝えている．

3．災害時の要配慮者と避難行動要支援者

　2013年（平成25年）6月災害対策基本法の改正に伴い，避難行動において配慮を要するものや避難生活で配慮を要するものを総じて要配慮者とし，「災害時要援護者」から「災害時の要配慮者」と「避難行動要支援者」が新たな言葉として用いられるようになった．

①要配慮者とは，
　避難所で一般の人と生活を送るには厳しいと思われる，高齢者，障がい者，乳幼児，その他特に配慮を要する人を「要配慮者」という．

②避難行動要支援者とは，
　災害が発生し，または災害が発生するおそれがある場合に，自ら避難することが困難な者で，その円滑かつ迅速な避難の確保を図るため特に支援を要する人を「避難行動要支援者」という．

　・65歳以上の要支援者または要介護認定3〜5を受けている，一人暮らしまたは高齢者世帯の方．
　・40〜64歳の方のうち要支援または要介護認定者で一人暮らし，または高齢者のみの世帯と同居している方．
　・障害者の日常生活および社会生活を総合的に支援するための法律（「障害者総合支援法」）に規定する介護給付のサービスおよび地域生活支援事業を受けている方．

- 身体障害者手帳（1，2級）の第1種を所持している身体障がい者（心臓・腎臓機能障がいのみで該当する者は除く）．
- 療育手帳（A）を所持している知的障がい者，または精神障害者保健福祉手帳の1級を所持している者で単身世帯者，生活支援を受けている難病患者．
- 上記の他，地域の中で見守りが必要な高齢者または障がい者．

4. 災害時の要援護者区分

①理解や判断をする時に支援を必要とする人：知的障がい者，認知症，乳幼児，日本語の通じない外国人など．
②情報のやり取りをする時に支援を必要とする人：視・聴覚障がい者，外国人，乳幼児など．
③身体行動面で支援を必要とする人：高齢者，障がい者，妊婦，傷病者（慢性疾患を有する病弱者），乳幼児など．

5. 要援護者が抱える災害時の支障

要援護者が抱える災害時の支障については概ね下記のように大別できる（表Ⅰ-18）．要

表Ⅰ-18 要援護者が抱える災害時の支障

支援の要因	具体的な支障
情報支障	・情報を受けたり伝えたりすることが困難となる ・情報を理解したり判断することが困難となる ・情報伝達漏れが生じやすい
危険回避行動支障	・瞬発力に欠け，倒れてくる家具などを避けられない ・風水害等の強風や濁流などに抵抗することが困難となる ・パニックを起こしやすく慌てて行動し，逆に死傷してしまう
移動行動支障	・体力不足・筋力不足などにより避難行動に遅れが生じる ・被災により日常の生活背景が変わり移動行動に支障が生じる ・自宅の被害により，自宅内での行動に支障が生じる ・補助具の入手が困難となり，移動に支障が生じる ・道路の段差・冠水などによる移動の支障が生じる ・バリアフリー建物などが被災し，移動の支障が生じる
生活行動支障	・薬や医療器具（ストマ用装具を含む），機器がないと生命・生活の維持が困難となる ・自宅の周囲が被災することで，周囲との会話ができずに生活の基本的な情報を受けにくいため日常生活に支障が生じる ・避難所がバリアフリー化されておらず，生活行動に支障が生じる
適応支障	・心理的動揺により，適切な危険回避行動をとりにくい ・精神的障害による不安定な状態が被災により増悪される ・日常生活の感覚を失い適応力が不足しており，不自由な生活，回復が遅い ・感染症などへの退行力が弱く，罹患しやすい ・共同生活をすることが困難となる（障害，異文化）
住宅構造支障	・住宅構造上の問題（非耐震化，家具の転倒防止策が不十分なために救援の遅れが生じる） ・広報・相談・カウンセリングが不十分なために救援が遅れる
経済支障	・経済支援による復旧・復興への支援に支障が生じる．

（伊藤尚子：災害看護学・国際看護学—災害看護の対象および災害時要援護者．p.25，放送大学教材，2014年より一部改変）

援護者が被災した時に必要とされる支援は，それぞれ個人の障がいの程度によって異なるが，要援護者はこれらの支障を重複して被りやすく，被災したことにより，潜在的にもっている支障が増幅される場合も少なくない．一般の人に比べて災害による影響が大きく，配慮が必要とされる．

〔参考文献〕
1）内閣府：平成3年版防災白書．p.123，1991
2）伊藤尚子：災害看護学・国際看護学―災害看護の対象および災害時要援護者．p.25，放送大学教材．2014
3）習志野市災害時における要配慮者支援マニュアル．2014

（山﨑達枝）

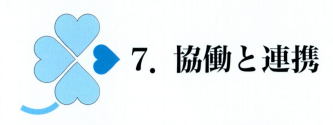

7. 協働と連携

　避難所運営には，さまざまな人々や組織が関わる．被災地内であれば，自治体職員，避難所管理者（学校関係者など），住民組織，避難者など，被災地外であれば，応援自治体職員，さまざまな専門家（医療関係者，福祉関係者など），ボランティアなど．多くの人々や組織が互いに協力し避難所運営をしていくためには，協働と連携が欠かせない．

　筆者は，新潟県中越地震から10年間，被災地に関わってきた．10年を節目とした復興検証のなかで，被災者のこんな言葉に出会っている．「避難所で地域がまとまった．あの時，復興が始まったのかもしれない」，「避難所で住民の話しあいができず，10年経った今でもばらばらだ」——どうも災害復興は，災害直後，すなわち，直後の隣近所の助けあいや避難所運営から始まり，その取り組みの如何が被災地の復興を左右しているようである．

　筆者は，協働と連携の必要性を説いたところで，現実に事が進むとは考えていない．そこにはいまだ専門性の壁が立ちはだかっている．そこで本稿では，あえてその必要性には触れず，災害復興や被災者支援の考え方について紹介する．読者それぞれの立場から避難所運営と復興や被災者支援を関連づけ，復興のスタート地点でもある避難所という新たな視点から，改めて避難所運営における協働と連携を考えていただければ幸いである．

1. 災害には顔がある

　「災害には顔がある」——それは1つとして同じ災害はないことを意味している．筆者は，災害の顔をつくる要素は，災害の種類，地域性，時代背景で，この3つの要素が掛けあわされることで災害の顔がつくりだされると考えている．

　阪神・淡路大震災（1995年），新潟県中越地震（2004年），東日本大震災（2011年）について，3要素を表Ⅰ-19に示す．いずれも地震であるが，東日本大震災は，津波と原発事故も起きた複合災害という点で他とは明らかに顔が違う．

　阪神・淡路大震災は，都会で起き住宅倒壊と火災が被害を大きくした．中越地震は，地方で起き山崩れによる道路崩壊で集落が孤立した．このように都会と地方では顔が違う．

表Ⅰ-19　災害の顔をつくる3要素

	災害の種類	地域性	時代背景
阪神・淡路大震災 （1995年）	地震	都市	右肩上がりと右肩下がりの時代の端境期？
新潟県中越地震 （2004年）	地震	地方	右肩下がりの時代
東日本大震災 （2011年）	地震	①都市	右肩下がりの時代
		②地方	
	津波	③都市	
		④地方	
	原発事故	⑤都市	
		⑥地方	

　東日本大震災は，都会と地方で起き，複合災害と相俟って災害の顔を複雑にする．例えば，①地震×都会＝浦安市などの液状化，首都圏における帰宅困難，②地震×地方＝須賀川市のダム湖決壊，③津波×都会＝仙台空港の被害，④津波×地方＝三陸沿岸部の被害，⑤原発事故×都会＝警戒区域などではない区域（郡山市など）からの自主的判断による避難，⑥原発事故×地方＝警戒区域などの双葉郡周辺などからの強制的な避難．これらの事象が起こり，すべてを東日本大震災と呼ぶ．

　阪神・淡路大震災は，右肩上がりと右肩下がりの時代の端境期に起きたのではないか．1990年代の都会は，バブル崩壊から立ち直ろうと経済成長にやっきになっていた．神戸空港はできたものの一度も需要予測に達していないし，震災から20年以上が経過した現在でも災害公営住宅の孤独死が絶えないなどの問題に悩まされている．

　中越地震は，右肩下がりの時代に起きた災害で，この災害からGDP（国内総生産），人口という従来の右肩上がりの時代の指標は機能しなくなった．新たな指標探しが模索されている．東日本大震災も右肩下がりの時代だから，従来の指標は機能しない．中越地震と同じく新たな指標探しを模索しなければならない．

2．復興とは何か

　復興に明快な定義はない．辞書には「一度衰えたものが，再び盛んになること」とあるが，腑に落ちない．但し，「災害前に比べよくなった」という復興感には共感できる．そこで思考実験をしてみたい．縦軸にGDP，もしくは人口をとり，横軸に時間をとる．1945年（昭和20年）を起点にすると概ね図Ⅰ-17のような曲線を描ける．

　まずは，新潟地震（1964年）をイメージする．災害でさまざまなものが壊れ，それを元に戻す．「右肩上がり」の時代は「復旧＝復興」で壊れたものを元に戻せば，災害前に比べよくなったと感じることができた．次に，中越地震（2004年）．災害でさまざまなものが壊

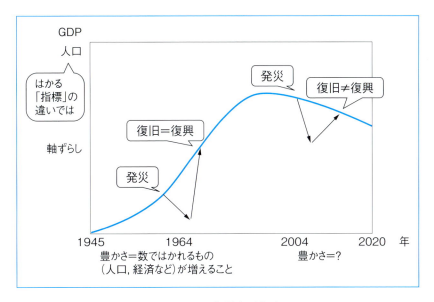

図Ⅰ-17　復興とは何か

れ，それを元に戻す．「右肩下がり」の時代は「復旧≠復興」で壊れたものを元に戻すだけでは，災害前に比べよくなったと感じることができない．

　それでは，右肩下がりの時代には，復興できないのか．そこで，指標が違うのではと気づく．そして，人口や経済の指標ではいつまでも復興できないことがわかる．ここから，復興するには「軸（指標）をずらす」ことが必要だと気づく．では，軸をどこにずらせばよいのか．右肩上がりの時代は，「豊かさ＝数で測れるもの（人口，GDPなど）が増えること」だったのではないか．一方，右肩下がりの時代は「豊かさ＝？」，すなわち軸をずらす先を探せていない．ここから「復興とは何か」の問いが生まれてくる．中越地震，そして，東日本大震災の復興とは何か．それは「人口減少社会の豊かさ探し」かもしれない．

3. 損失と喪失

　災害により，人々はさまざまなものを失う．但し，失ったものでも「損失」と「喪失」では意味が違う．損失（建物，道路など）はお金をかければ元に戻る．喪失（人命，地域のにぎわいなど）はお金をかけても元には戻らない．個人の生活基盤や地域の維持基盤は，損失．復興の必要条件と十分条件を考えれば，必要条件である．必要ではあるが，復興を満たす十分条件ではない．復興を満たす十分条件のカギは喪失．ところが，喪失は目には見えない．

　中越地震の被災地において人口減少が著しかった集落の共通した喪失感は，「集落の存続」と「かつてのにぎわい」であった．喪失感を何らかのかたちで補えている集落の住民は，復興感を得ている．では，喪失感をどのように補ったのかを住民の声から考えたい．喪

表Ⅰ-20 復興活動への住民参加と復興感

Q2-1/1-11	1. 復興したと感じる	2. 復興したと感じない	3. 関係ない	N.A.	総計
1. 積極的に参加した	44	5	4	1	54
2. まあまあ参加した	82	7	38	10	137
3. あまり積極的に参加しなかった	18	3	11	4	36
4. わからない	21	2	37	6	66
5. 関係ない	10	0	45	3	58
6. その他	1	1	7	3	12
集計					363

失感を補えている集落の住民は，「次の世代が集落を担うと言ってくれたことが復興の証．だから復興したと言える」（男性）．一方，喪失感を補えていない集落の住民は，「復興という言葉がこの集落にふさわしい言葉なのか．何があっても中央（市の中心部）に近くなければと思う．奥地は青色吐息だ．地域にあった取り組みを行政が指導してくれればと思う」（男性）と答える．

筆者は，この違いは「ガバナンス（governance）」にあると考えている．ガバナンスは，組織や社会のメンバーが主体的に関与する意思決定や合意形成のシステムといえる．住民が当事者意識をもってガバナンスがうまく機能している集落は，喪失感を補えている．喪失感を補うのは「喪失感を自分たちで補おうとする住民の当事者意識」といえる．中越地震の復興に関する住民アンケートの調査の中に，復興活動への住民参加と復興感との関係についての興味深いデータがある（表Ⅰ-20）．復興活動への参加度合いによって，復興感の傾向がきれいに分かれる．復興のキーワードは，「ガバナンス」「当事者意識」，そして「住民参加」にある．

4. 被災者支援

1) ボランティアの活動事例

足湯ボランティアをご存じだろうか．阪神・淡路大震災で始まり，中越地震，そして東日本大震災に受け継がれているボランティア活動である．写真Ⅰ-8のように被災者は足を湯につけ，ボランティアが手足をマッサージする．体が温まり，手と手のふれあいで自然と被災者の心が開き，素直な気持ちを話す．そして，話を聞いてもらえたことで被災者の心が軽くなる．ここでの被災者の言葉を「つぶやき」と呼んでいる．

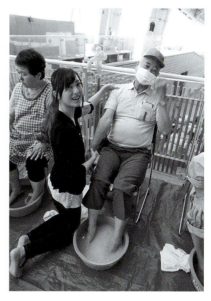

写真Ⅰ-8　足湯ボランティアの様子
(「ビッグパレット福島避難所記」刊行委員会：生きている　生きてゆく　ビッグパレットふくしま避難所記．アム・プロモーション，2011年より)

福島第一原発事故後の郡山市内の避難所でも，足湯ボランティアが活躍した．そこでの避難者のつぶやきを紹介しよう．

(1) エピソード①

「あぁ，温泉の香りいいねぇ．こうやって話を聞いてもらうと心が楽になる．私は，相手のテンションに合わせるようにしているの．元気のある人には元気に．気持ちが下がっている人には私も合わせてね．私もいろいろ大変だったの．乳がんだったりしてね．でも，私が明るくしてなきゃね．頑張ってしまうのよね．あ〜，こうして話を聞いてもらうことが本当にうれしい．あら，足が柔らかくなった」(50代女性)

(2) エピソード②

筆者が中越地震の際，山古志災害ボランティアセンターで避難所支援をしていた時，福祉関係者から言われた．「このままだと，お年寄りが歩けなくなってしまう．あのおばあちゃん，山古志では畑も田んぼもやっていたのに．今では横になったきりで，自分の食事の支度さえできない」

この言葉をかけられるまでは，被災者は着の身着のまま故郷を離れてかわいそうだから，できることは何でもお手伝いしよう，と考えていた．その後，他のボランティアと話しあい，今後の活動方針を決めた．

「できることは被災者自身で，できないことは被災者と一緒に」

声のかけ方も変えた．「困っていることは何ですか」から「どんな暮らしをしていましたか」に．

やがて，山古志のおばあちゃんから郷土料理の笹団子作りを教えてもらうイベントが生

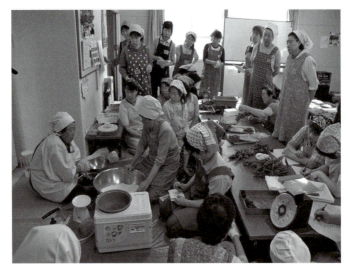

写真Ⅰ-9　山古志の人々が生活する仮設住宅の集会所での笹団子作り

まれた（**写真Ⅰ-9**）．おばあちゃんはボランティアに笹団子の作り方を教える．ボランティアは作り方を習い，できた笹団子を美味しく食べる．ボランティアからは「おばあちゃん，すごい」「笹団子おいしい」などの言葉が自然とかけられる．その言葉におばあちゃんはこう答えていた．「まだまだ若い人には負けていられないね．年寄りも元気でいなきゃいけないね」

　なぜか，2つのエピソードには被災地独特の悲壮感がない．なぜなら，被災者もボランティアも笑顔だからだ．筆者にはこのエピソードがだぶってみえる．人と人との出会いが，互いを元気にする．ここでは支援される――支援するという立場もなく，個人と個人が互いに心を開いている．そして，開いた人間同士が，互いのエネルギーを交換するかのように元気になっていく．筆者は，ここから「開くこと」の大切さに気づいた．閉じていてはエネルギー交換は生まれない．

2) 被災者支援

　それでは，開いた状態とはどんな状態を指すのだろうか．筆者は，支援者が被災者の顔をつくりだすと考えている．支援者がかわいそうな被災者という顔をつくりだし，その顔を固定化させる．そこでは，被災者はかわいそうだから支援者が助けてあげなければならないという関係が生まれる．被災者は常に受け身で，いつまで経っても「支援してくれてありがとう」と言う他ない．これでは，被災者は心を閉ざしてしまう．

　これは，山古志災害ボランティアセンターであの言葉をかけられる前の筆者たちの姿だ．支援者が被災者の顔をつくりだした結果が，横になったきりのおばあちゃんの姿である．

　おばあちゃんは，箸の上げ下ろしまで手伝ってくれるボランティアに「ありがとう」と言

うしかなかった．震災前までは，畑も田んぼもやっていたのに．そして，野菜やお米を隣近所や親せきにおすそ分けして喜ばれていた，被災者とは別の顔があったはずだ．筆者を含むボランティアは，この本来の顔の存在に思いを寄せず，かわいそうな被災者という顔をつくりだしていた．

　もう一度，エピソードを思い返してみよう．いずれも，ボランティアは，被災者の日常の暮らしぶりに思いを寄せ，本来もっていた顔を引き出している．足湯ボランティアでは，他人を気遣い，気丈にふるまうお母さんの顔．笹団子作りでは，料理が得意なおばあちゃんの顔．

　そして，ボランティアは，顔を引き出すと同時に話を聞く行為によって個人の存在を認めている．ここでは，ボランティアも被災者に存在を認められているのだ．「あ～，こうして話を聞いてもらうのが本当にうれしい」という言葉は，私のことを聞いてくれる「あなた」という存在がいてよかったと伝えようとしている．

　開いた状態とは，個人と個人が互いの存在を認めあっている状態を指すのではないか．一方，閉じた状態とは，個人と個人が互いに無関心，もしくは思い込みのなかで互いの顔をつくり，その固定化された顔でつきあいをしている状態ではなかろうか．

　このように考えるならば，被災者支援は何も難しいことではない．被災者支援は，被災者の課題や魅力に気づいた「あなた」が，心を開き，互いの存在を認めあうことから始めればよい．閉じていては，エネルギー交換はできない．

〔参考文献〕
1) 稲垣文彦，他：震災復興が語る農山村再生──地域づくりの本質．pp.32-33, pp.53-62, 248-255, コモンズ，2014
2) 「ビッグパレット福島避難所記」刊行委員会：生きている　生きていく　ビッグパレットふくしま避難所記．アム・プロモーション，2011

　　　　　　　　　　　　　　　　　　　　　　　　　　　　　　　　　　　　　　　（稲垣文彦）

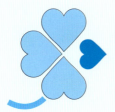

8. 活動後の振り返り

　シミュレーションにおける評価・振り返りは，問題点の抽出や効果判定などを意味する．
　実災害においての避難所支援活動についての「振り返り」では，活動内容の評価や今後の計画立案の他に，救援者ストレスからの回避が重要な問題となる．内閣府が発行している「被災者のこころのケア──都道府県対応ガイドライン」(2012年)においても，「その他の配慮が必要な方に対するケア」の中で，障がい者・高齢者・妊産婦・日本語の話せない人々とともに，「支援者」が取り上げられている．
　災害体験を被災者から聞いたり，悲惨な状況を目撃することで，心や身体にさまざまなストレス反応がでることがある．また，人手が足りない，情報がうまく得られない，被災者からやり場のない怒りをぶつけられる，などもストレスの原因となる．こうしたストレスに対する反応には，不安・抑うつといった不都合な症状だけでなく，うきうき感や英雄感など，一見好ましくみえる症状があるので注意を要する（**表Ⅰ-21**）．ストレスに対する症状に気づくために，自己診断のためのチェックリスト（**表Ⅰ-22**）を示すガイドラインもある．

表Ⅰ-21　支援者でみられることのある反応

「私にしかできない」感	・スーパーマンのように，万能になったような状態となる． ・「自分にしかできない」と思い込んで休みなく働き続けたり，責任を人に譲ることができなくなる．この状態が続くと燃え尽き症候群に陥ることがある．
「燃え尽き（burn out）」感	・強いストレス下で，その人の能力や適応力を，すべて使い果たしたときにみられる極度の疲弊状態． ・仕事から逃避したり，周囲につらく当たったりするようになる．
「被災者離れ困難」感	・被災者から感謝され，満足感を得るが，やがて被災者が自立できるようになり，支援の必要性が減ると，自分が拒否されたり不適格者になったような気持ちになる．
「元に戻れない」感	・任務が終わり日常生活に戻っても，自分の居場所を失ったような疎外感を感じる． ・自分の体験や業績が周囲に評価されていないように感じ，失望や怒りを感じたり，平凡な日常の仕事ができなかったりする．

表 I-22　支援者におけるストレス症状の自己診断

生理的な症状	□熟睡できない，眠れない □動悸・胸痛・胸苦しさなどを感じやすい □食欲不振/食欲過多 □疲れやすくなる □ケガや病気になりやすくなる □頭痛や胃腸の調子が悪くなりやすい
情緒的な症状	□ものごとに集中できない □気分が落ち込みやすい □イライラしやすい □じっとしていられない □すぐに腹が立ち，人を責めたくなる □不安がある □涙もろくなる □強い罪悪感，無力感を感じる □もの忘れがひどい
社会的な症状（反応）	□問題があるとわかりながら，考えない □状況判断や意志決定をよく誤る □周囲から疎外されている，冷遇されている，と感じる □自分が偉大になったように思える □同僚や上司が信頼できない □人とつきあいたくない

　救護班や支援チームが，その活動を通して受けたストレスを軽減する方法として，デブリーフィング（debriefing）が推奨された時期があった．

　デブリーフィングとは，もともとは軍隊用語で，前線から戻った兵士に，その任務や戦況について質問し報告させることを指していた．その後，災害や精神的にショックとなる出来事を経験した人々に，体験の内容や感情を聞きただすことが，ストレス軽減に役立つと考えられるようになった（心理的デブリーフィング：Psychological debriefing）．

　しかし，その後欧米では，デブリーフィングの効果が証明されず，最近は Psychological First Aid（心理的応急処置：PFA）が推奨されている．これは，無理に話を聞き出すことはせず，対象者に共感を示し寄り添うことで，対象者自身のもつ回復力を引き出そうとするものである．

　日本のマニュアルやガイドラインなどでは，「debriefing」という表現を使いながらも，「帰還後にメンバーが集まって，活動中に体験した出来事や感じたことを話しあう」などの穏やかな表現をとっていることが多く，実際には PFA の考え方に近い．

　PFA においても，「支援者の役割を終えるにあたり，休養をとり，振り返りの時間をもつことは大切なことである」としている．具体的には，①自分の体験した支援経験をリーダー・仲間・その他信頼できる人に話す，②小さなことでも，人々の役に立てたことをしっかりと確認する，③うまくいったこと，うまくいかなかったこと，その状況で活動することの限界について振り返り，受け入れることを学ぶ，④元の仕事や日常生活を再開する前に，できるだけ休息し，リラックスする時間をとる，などを挙げている．

なお，最近は「心的外傷後ストレス障害（Posttraumatic stress disorder：PTSD）」という語句が安易に使われているが，災害などの出来事について考えたり思い出したりすると動揺する，とても神経質になったり悲しかったりする，よく眠れない，アルコールを大量に摂取する，医療者と相談しないで薬物を使用している，などが1か月以上続く場合はPTSDと定義される．このような場合には，精神医療の専門家に相談することが必要である．

また，活動後の振り返りだけでなく，活動前から活動中においても表Ⅰ-23に示すような事柄について検討しておくことが，支援者のストレス軽減のためには重要である．

表Ⅰ-23 支援活動前から活動中において，ストレス反応を避けるための方法

組織として	役割分担と業務ローテーションの明確化	・業務内容や責任範囲・活動期間・交替時期をできるだけ早期に明示する
	支援者のストレスについての教育	・支援者にも不安や抑うつの反応が生じることは恥ずべきことではなく，適切に対処すべきであることを教育しておく
	住民の心理的な反応についての啓発	・支援活動において，住民からの心理的な反応（怒りや不安などの感情）は支援者にも重要である
	支援者の心身のチェックと相談体制	・心身の変調についてのチェックリストを支援者本人に手渡すなどし，自己管理を促す ・必要があれば健康相談を容易に受けられるようなカウンセリング体制を整える
	業務の価値づけ	・組織の中でしかるべき担当者が，支援活動の価値を明確に認め，労をねぎらう
チームとして	仲間とのコミュニケーション	・情報交換の時間を定期的にもち，その日の体験を仲間同士で話しあうなど，仲間とのコミュニケーションを密にする
	仲間同士の協力	・仲間と協力し，お互いに気をつけあい，声をかけあいながら活動する
個人・家族として	自分自身をケアする	・過去にうまくいった対処法を思い出す ・自分だけでなんとかしようと気負わない ・アルコール・カフェイン・ニコチンの摂取は最小限にする
	仕事にめりはりをつける	・交替時間を守り，働き過ぎを避け，休息は十分にとる ・家族や友人と過ごせる時間の確保し，仕事のことを考えない時間を作る

〔参考文献〕
1) 内閣府：被災者のこころのケア——都道府県対応ガイドライン．2012
2) 日本赤十字社：災害時のこころのケア．2004
3) WHO：心理的応急処置（サイコロジカル・ファーストエイド：PFA）フィールドガイド．2013

（江部克也）

災害（震災）関連死から被災者を守る
――パブリックヘルス

第Ⅱ章

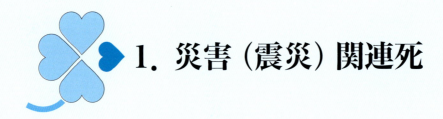
1. 災害（震災）関連死

1. 震災関連死とは

　地震，台風，水害，竜巻などの災害で，外傷などを負わなくても精神的ショックや厳しい避難環境などの間接的原因による死亡を災害関連死といい，地震の後に発生する関連死を震災関連死という．震災関連死は予備能の乏しい後期高齢者で発生しやすく，高齢社会になって初めての阪神・淡路大震災で見い出された[1]．行政の審査を経て認定されると遺族に災害弔慰金が支払われる．

2. 3地震における震災と震災関連死の特徴

　3地震における震災と震災関連死の特徴を表Ⅱ-1に示す．

表Ⅱ-1　3地震における震災と震災関連死の特徴

	阪神・淡路大震災	新潟県中越地震	東日本大震災
震災の特徴	高齢都市型 主に建物＋火災 初期救援の遅延	山村型 新幹線脱線	津波 ガソリン不足 原発事故
震災関連死の特徴	①震災関連死が見い出される．約半数はインフルエンザ関連の死亡[1]． ②虚弱高齢者はトイレに行けず，水分を摂らない（トイレ問題注目）．	①車中死が目立つ．郊外農村では車避難が多い． ②肺塞栓が初めて報告．6人（2～6日目に発症[2]）．	①津波による低体温や肺炎（津波肺）発生． ②長期間ライフライン停止で被害が拡大． ③新たな発生場所として施設と病院が注目された．しかし，最も多いのは在宅（約1/2）． ④入院・入所中の病弱高齢者は他病院・施設への移動で亡くなる．

3. 東日本大震災における震災関連死の認定数と発生時期

　復興庁による 2015 年（平成 27 年）9 月末までの集計では，震災関連死者数は 1 都 9 県で 3,407 人（岩手県 455 人，宮城県 918 人，福島県 1,979 人）．岩手県と宮城県の合計は 1,373 人だが，1 週間以内に死亡した人は 330 人（24.0％），1 か月以内 456 人（33.2％），3 か月以内 333 人（24.3％），6 か月以内 139 人（10.1％），1 年以内 68 人（5.0％），1 年以上 47 人（3.4％）であった（図Ⅱ-1）．発災後 1 か月以内が 57.2％を占めた．福島県は 3 か月以上で認定される人が多く，原発事故に伴う長距離移動による過大なストレスが評価された[3]．

　各期間での死亡の程度を把握するために，期間ごとに被災自治体の前年の死者数と比較した（図Ⅱ-2）[4]．岩手県被災自治体の前年〔2010 年（平成 22 年）〕の死者数は 3,854 人，宮城県は 14,291 人，両県で 18,145 人．前年死者に対する 1 週間以内の震災関連死は＝329/(18,145/365×7)＝0.95，1 か月以内 0.38，3 か月以内 0.11，6 か月以内 0.03 であった．1 週間以内（急性期）の震災関連死は前年死者の 0.95 倍と際立って高い．1 か月以内（亜急性期にほぼ相当）も 0.38 倍と次いで高い．

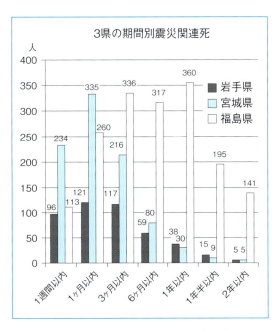

図Ⅱ-1　震災関連死の期間別分布

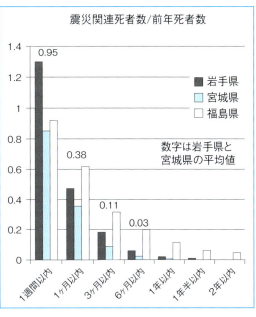

図Ⅱ-2　3 県の期間別死者数/前年死者数

4. 復興庁集計：震災関連死の発生場所と原因

復興庁の報告[5]を分析すると岩手県および宮城県では，死亡前1か月以上（発災以前と違う）病院に入院していた場合などで分析が困難なケースを除いた360人で見ると，発生場所は自宅や親戚知人宅48%，避難所18%，病院16%，介護施設など13%であった．原因（複数選択）だが，岩手県および宮城県では，「地震・津波のストレスによる肉体・精神的負担」21%，「病院の機能停止による初期治療の遅れなど」26%，「避難所などにおける生活の肉体・精神的疲労」39%，「避難所などへの移動中の肉体・精神的疲労」4%であった．福島県では5%，32%，59%，52%で，移動による死者が目立った（図Ⅱ-3，4）．

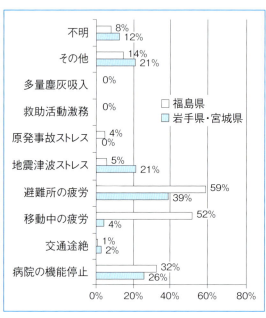

図Ⅱ-3　震災関連死の原因区分別
〔復興庁集計（2012年3月末まで：1263件）より作成〕

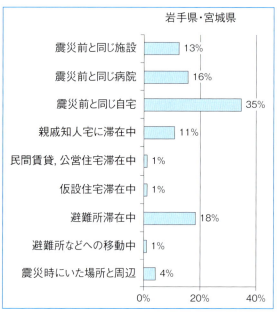

図Ⅱ-4　震災関連死の発生場所
〔復興庁集計（2012年3月末：360件）より作成〕

5. 防ぎえた災害死

PDD（Preventable Disaster Death：防ぎえた災害死）とは，「非災害時でその地域や病院が通常の環境・診療体制であれば救命できたと考えられる死亡」である．厚生労働科学研究費補助金（地域医療基盤開発推進研究事業）にて，東日本大震災のPDDについて岩手県と宮城県で調査した．宮城県については大崎市民病院救命救急センター長の山内聡が報告[6]した．災害拠点病院（14か所）と2011年（平成23年）3月11日〜4月1日まで（3週間）に20人以上の死亡があった一般病院（11か所）の計25の病院が対象で，結果は，下記の

とおりであった（図Ⅱ 5）．
①災害関連死（Disaster-related deaths：DRD）は 234 例で，全死亡 868 例の 27.0％．PDD の発生数は 102 例で全死亡の 11.8％．
②沿岸部の PDD は 62/327（19％）で，内陸部の 40/541（7.6％）に比べて有意に高かった．
③PDD の発生場所：病院前（入院まで）は全 PDD の 61.8％で，主に災害拠点病院で認められた．病院内（入院中）は 44.1％で，主に一般病院で発生した．病院後は 10.8％であった．一般病院の PDD は主に初災時入院中の患者であった．
④PDD の原因：病院前 63 例では「医療介入の遅れ」が 40 例（全 PDD の 39.2％），「避難所の環境悪化，居住環境の悪化」が 19 例（18.6％）．病院内 45 例では「医療資源不足」が 29 例（28.4％），「ライフライン途絶」が 25 例（24.5％）で，沿岸部の一般病院で発生数が多かった．「人的資源不足」は 7 例で，そのうち 6 例が沿岸部の災害拠点病院．
⑤病院別の分析：災害拠点病院での主要な PDD の原因は医療介入の遅れと在宅や避難所の劣悪環境であった．一般病院では不十分な医療資源とライフライン途絶であった．但し，不十分な医療資源とライフライン途絶は災害拠点病院でも発生している（K 市民病院は孤

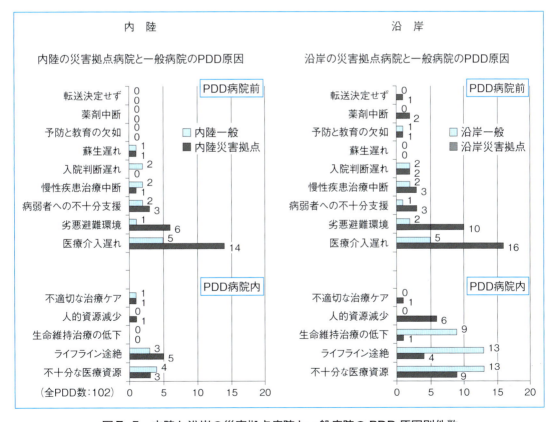

図Ⅱ-5　内陸と沿岸の災害拠点病院と一般病院の PDD 原因別件数

(Satoshi Yamanouchi：Survey of Preventable Disaster Death at Medical Institutions in Areas Affected by the Great East Japan Earthquake：A Retrospective Preliminary Investigation of Medical Institutions in Miyagi Prefecture, Prehospital and Disaster Medicine Feb, 27, 2015 年より)

立し支援が遅れたが，奮闘した）．災害時の病院支援だけでなく，平時のBCP（Business continuity planning：業務継続計画）策定も求められる．

6. 救急車出動件数と災害サイクル

震災関連死の発症は急性重症であることが多く，その発生数は救急車出動件数に比例すると思われる（図Ⅱ-6）．中越地震における小千谷市の救急車出動件数[7]は，2日目にピークに達したのち急減，2週間目は約3倍で経過するものの，3週目後半からほぼ例年並みに落ち着いた．一方東日本大震災における石巻医療圏の救急車出動件数[8]を見ると，発災当初にピークをつくらず（救急車破壊，道路寸断，通信途絶のため），第3週まで前年の約4〜3倍の平行線で推移したのち急減するが，約2倍の5週目以降から漸減していった．前年とほぼ同数になったのは5か月後であった．中規模震災での亜急性期は2週間だが，大規模震災では3〜4週間[8]であった．災害時にあって，救急車出動件数の動向より災害サイクルの区切りを予測できると思われる．

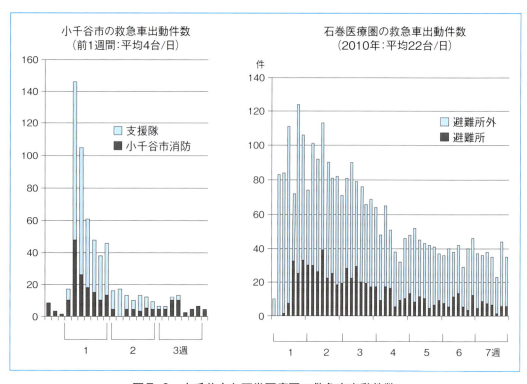

図Ⅱ-6　小千谷市と石巻医療圏の救急車出動件数

7. 災害サイクルの諸相

　震災後の住民の健康状況と医療介護支援は，時間の経過とともに大きく変化していくが，時期ごとに区分したものを災害サイクル[9]と呼ぶ（**表Ⅱ-2，図Ⅱ-7**）．①急性期（72時間〜1週後まで），②亜急性期（2，3週後まで），③慢性期（数か月後まで），④復興期〜平穏期（数年にわたる復興期のあと静穏期に戻る）に分類する．平穏期は次の災害に続いていく（災

表Ⅱ-2　災害サイクルの特徴

	急性期	亜急性期	慢性期
期間	72時間〜1週まで	2〜3週後まで	3〜数か月後まで
関連死数の前年比※	1週間までで0.95	2週目〜1か月後まで0.38	3か月まで（約2か月間）0.11
要項	①絶対的支援不足のなかで救出救助 ・外傷等への救急医療 ②自助共助の世界	①劣悪な避難環境下で救急患者増加．病弱者は「脱落」 ・救急医療と保健衛生 ②避難所人口は3週目に急減，1か月後最大の10％へ．被災者は避難所より在宅シフト	①一定程度落ち着いた段階，救急患者は例年並へ ②地元医院，在宅サービスほぼ再開 ・保健福祉，心のケア ③仮設住宅移行
医療需要の特徴	・多数の外傷（津波なら溺水） ・内科疾患発症，悪化 ・失った薬の処方	・内科疾患の急増 ・3日目〜2週間に肺塞栓 ・病弱者，要援護者の持病の増悪と発病（介護がらみ）	・急性期を乗り切った高齢者が弱る
医療支援	災害拠点病院への支援	救護所巡回常駐 施設への巡回	高リスク者の発見とフォロー
在宅支援	透析，在宅酸素患者の入院（3〜5日目）	要援護者の緊急入所 福祉避難所 在宅支援	福祉避難所 在宅サービスの再開
避難所	寒冷と水・食糧不足（助けあい）	食糧・石油等供給， トイレ対策，衛生対策，	風呂，プライバシー対策 廃用対策

※復興庁による2015年3月末までの震災関連死集計と被災地自体10年死者数より算定

（上田耕蔵：災害看護—心得ておきたい基本的な知識．p.57，南山堂，2012年より）

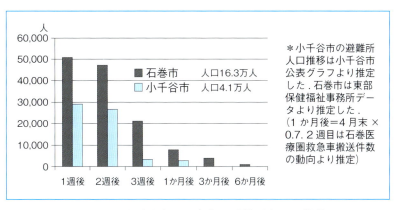

図Ⅱ-7　小千谷市と石巻市の避難所人口の推移

害サイクルの区切りについて研究者の間で意見の一致をみていない）．各期の医療・介護の需要/供給に沿った支援を行う．

8．震災関連死を減らす対策

　PDDの分類に習って，病院前（入院まで）と病院内（入院中）の原因に分けて対策を立てる（表Ⅱ-3）．留意点は，下記のとおりである．

①最も重要なのは医療である．最も死亡率の高い急性期に，医療へのアクセス確保と災害拠点病院の機能維持が最大課題となる．平時のBCP策定．
②亜急性期への移行とともに，病弱者・要介護高齢者・障がい者などの要援護者は厳しい避難環境から脱落する．発病者の早期発見と要援護者の緊急入所を2週間で完了させる．
③最も発生率が高いのは在宅の被災者．急性期の在宅対策は，対象者とその必要性が明瞭である透析と在宅酸素患者の入院に限定される．亜急性期に被災者は避難所より在宅に急速にシフトする．初災1週間で在宅支援の本格化．
④施設，民間病院で死者が目立った．早期支援と災害拠点病院との連携．
⑤孤立した地域への支援は遅れる．災害拠点病院といえども取り残される可能性が高い．より長い備蓄や県を越えての支援などを準備すべきであろう．
⑥大災害では継続不能になる病院や施設が多数発生する．急性期に患者・利用者の多人数移送が必要となる．
⑦東南海地震ではエネルギー施設が大破する．ことにガソリン不足が陥る．ガソリンなしには各種対策や円滑な物資と人の支援は進まない．

表Ⅱ-3　震災関連死を減らす対策

病院前（入院まで）	病院内（入院中）
①医療アクセスの改善 ・被災地と病院への道路確保（自衛隊） ・交通制限（警察） ・救出（自衛隊・消防隊） ・通信復旧（通信事業者） ・ガソリン供給（石油事業者） ②発病者の早期発見 ・高齢者は自分から訴えない（避難者への教育） ・高リスク者の発見フォロー ・在宅は孤立 ③要介護高齢者の緊急入所と要援護者へ福祉避難所 ・平時に災害時要援護者名簿の作成と活用 ④避難環境改善 ・避難所だけでなく，在宅への早期支援 ・施設，慢性期病院支援 ・ライフライン（電気，水道，ガス）の早期復旧	①災害拠点病院の耐震化と立地場所 　耐震化だけでなく，津波被害を受けない高台で高速道路の近辺 ②病院のBCP（Business continuity planning：事業継続計画）策定 ③災害時に災害拠点病院へ物資や人員（DMAT）の円滑な供給 ④災害拠点病院のベッド稼働維持（後方病院，施設との連携） ⑤一般病院に対しても速やかな物資供給やライフラインの復旧

〔参考文献〕
1) 上田耕蔵：震災関連死におけるインフルエンザ関連死の重大さ．都市問題 100（12）：63-77，2009
2) 榛沢和彦：災害と肺塞栓症（静脈血栓塞栓症）．心臓 46（5）：568-573，2014
3) 復興庁：東日本大震災における震災関連死の死者数（平成 27 年 9 月末現在調査結果）．2015（ネットで公開）
4) 上田耕蔵：震災関連死を減らす医療・福祉の役割/震災関連死の推計と認定についての考察から．日本災害復興学会誌 復興 10（6）（ネットで公開）
5) 復興庁：東日本大震災における震災関連死に関する報告．2012（HP で公開）
6) Satoshi Yamanouchi：Survey of Preventable Disaster Death at Medical Institutions in Areas Affected by the Great East Japan Earthquake：A Retrospective Preliminary Investigation of Medical Institutions in Miyagi Prefecture, Prehospital and Disaster Medicine Feb, 27, 2015
7) 太田　裕，小山真紀：日別救急活動記録で探る地震関連疾患の時系列変動性．地域安全学会梗概集（23）：104-105，2008（ネットで公開）
8) 上田耕蔵：東日本大震災 医療と介護に何が起こったのか/震災関連死を減らすために．萌文社，p.121，2012
9) 上田耕蔵：災害看護―心得ておきたい基本的な知識（共著）．p.57，南山堂，2012
10) 上田耕蔵：震災後関連死亡とその対策．日本医事新報，No3776：40-44，1996
11) 上田耕蔵：医療から見た阪神大震災まちづくりの始まり．p.139，兵庫部落問題研究所，1997

（上田耕蔵）

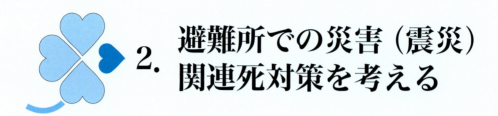

2. 避難所での災害（震災）関連死対策を考える

1. 感染対策と口腔ケア

　災害（震災）関連死は，発災後に発生することから種々の環境整備によって「救えた可能性のある命」であると考えられており，災害に関わる者にとっては「関連死ゼロ」を目指すことが大きな使命となる．関連死の原因疾患として多く認められる肺炎は，高齢者が多かったこと，口腔内環境の悪化が推測されることなどから誤嚥性肺炎であると考えられる．誤嚥性肺炎の発症には，①口腔内細菌の増加，②誤嚥，③免疫力の低下が関与する．誤嚥性肺炎の予防にはこれら3要素に対する対策が求められるが，災害時においては即応性が求められるため十分な対応が困難であり限られたものになる．なかでも高齢者の肺炎に対して推奨される「口腔ケア」は，口腔内細菌へのアプローチとして有効かつ簡便な方法であり，災害時肺炎の予防には効果的であると考えられる．実際に，2014年（平成26年）の中越地震の際は，阪神・淡路大震災の教訓を受け，早期からの組織的な口腔管理が展開された結果，肺炎死は激減した．本稿では，災害時肺炎の発症に関する背景とその予防策について概説する．

1）関連死の特徴

　阪神・淡路大震災では6,434人が災害による死亡認定を受けている．そのうち家屋の倒壊や火災による圧死，窒息死，焼死などの外傷死（直接死）は5,507人であり，残りの927人はそれ以外の原因で亡くなったものである．せっかく大地震から生き延びたにもかかわらず，災害発生後に避難所や自宅で命を落としたこのような死亡を災害関連死（以下，関連死）と呼んでいる．東日本大震災においても，津波などによる直接死15,893人，行方不明2,567人（平成27年11月10日警察庁発表）に加えて関連死が3,331人（平成27年3月31日復興庁発表）となり，合計では2万人を超える．

　関連死は，阪神・淡路大震災時に初めて提唱された概念（図Ⅱ-8）であり，災害がなければ助かった可能性があることから「防ぎえた災害死（Preventable Disaster Death：PDD）」

とも表現される．したがって，関連死を予防しその発生をなくすことは，災害に関わる者，とりわけ医療・介護関係者および行政に与えられた最大の使命である．

阪神・淡路大震災における関連死は，総務省や消防庁，警察庁による公式報告はないが，2004年（平成16年）に神戸新聞に掲載された関連死の調査から以下の3つの特徴が認められた（**図Ⅱ-9**）．

①死因の中で肺炎が最も多くを占める

調査された関連死921人のうち肺炎による死亡が最多の24％を占める．以下，心筋梗塞，脳卒中の順に続く．

②高齢者が多い

60歳以上が90％を超える．

③発災からの2か月間で約80％が死亡している

直接死はほぼ3日以内に亡くなっているのに対して，関連死は3日後から増え続け2か月間に80％が死亡している．なお，東日本大震災においても3か月以内に80％が死亡している（**図Ⅱ-10**）．したがって，この期間に集中的かつ大量に医療資源を投入することが重要である．

2）関連死の原因と予防

関連死を引き起こす疾患の原因として，①大きなストレス，②常用薬の紛失や変更，③脱水，④生活不活発病（動かない），⑤低

図Ⅱ-8 災害関連死の定義

- 災害発生後疾病により死亡したものの内，その疾患の発生原因や疾病を著しく悪化させたことについて，災害と相当の因果関係があるとして関係市町村で災害による死者とした者
（総務省消防庁災害対策本部：阪神・淡路大震災について．第106報，2002年12月26日より）
- 阪神・淡路大震災を機に定義づけられた概念
申請がなければ審査対象とはならない

図Ⅱ-9 阪神・淡路大震災における関連死の特徴

＜阪神・淡路大震災＞（神戸新聞 2004年5月14日付より）

関連死―3つの特徴

1. 肺炎が多い
   ①肺炎　　　（223人：24％）
   ②心筋梗塞　（ 95人：10％）
   ③脳血管障害（ 83人： 9％）

2. 高齢者が多い
   ①60歳以上が90％
   ②80-70-60-90歳代の順

3. 発災後2か月間で80％が死亡

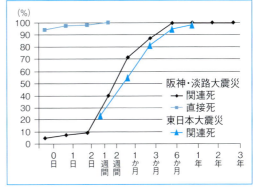

直接死は3日以内に死亡．関連死は，阪神・淡路大震災では2か月以内，東日本大震災では3か月以内に80％が死亡している（神戸新聞社の調査結果より作図）

図Ⅱ-10 直接死と関連死の死亡時期

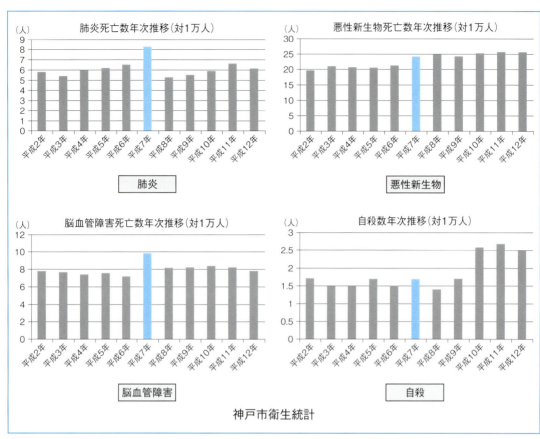

災害発生年である平成7年の肺炎および脳血管障害による死亡者数が突出して多い．
図Ⅱ-11　神戸市における各疾患死亡者数の年次推移

栄養（噛めない，飲み込めない），⑥低体温，⑦インフルエンザの蔓延などが挙げられる．この結果，高血圧や糖尿病が増加・増悪し，心筋梗塞，脳卒中の増加につながる．関連死の増加は，サバイバル状態の大規模災害の避難所や居宅において，高齢者や障がい者など体力のない弱い者から順に亡くなっていった結果と考えられる．

　不思議なことに，肺炎や脳卒中による死亡は災害時に増加する．阪神・淡路大震災では被害の少なかった3区に比較して激甚6区で前年よりも大きく増加していた（図Ⅱ-11，12）．この傾向は東日本大震災においても認められる．原因として考えられることは，「極度のストレス」と「医療支援の相対的規模」である．被害の甚大な地域ほど受けるストレスも大きいため体調への影響が著しい．淡路島での調査では，倒壊家屋および避難住民の数に比例して心血管イベントによる死亡が増加したと報告されている．加えて，医療を必要とする被災者の数に対して医療提供や情報が圧倒的に不足していたことも一因であろう．

　東日本大震災の関連死1,263人の分析では，9割が70歳以上の高齢者であり，死亡に至った誘因として「避難所生活の肉体・精神的な疲労」が47％を占め，次いで「避難所への移動による疲労」（37％），「病院の機能停止による既往症（持病）の悪化」（24％）が挙げられ

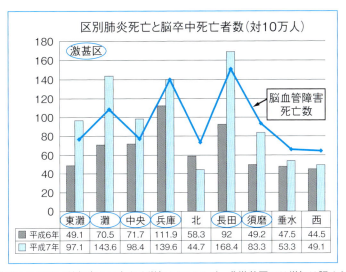

激甚被災区の6区では前年度より大きく増加しているが，非激甚区では増加は認められない．

図Ⅱ-12　神戸市内9区における肺炎死亡者数と脳卒中死亡者数の前年比較

ている（復興庁：東日本大震災における関連死に関する報告．平成24年8月21日より）．阪神・淡路大震災では2か月間，東日本大震災では3か月間に約80％が死亡している．

　私たちは阪神・淡路大震災の詳細な調査から，関連死における肺炎の多くは誤嚥性肺炎であると考えている．水が不足する被災地では，歯や義歯の清掃不良により口腔内細菌の数が増加する．その結果，体力の低下した高齢者などが誤嚥性肺炎を発症すると推測される（**図Ⅱ-13**）．したがって，水場の確保などの避難所の環境改善や要援護者の福祉避難所への早期移送，服薬指導や口腔ケアの提供など，保健・医療・福祉の連携による支援によって減少させることができると考えられる．

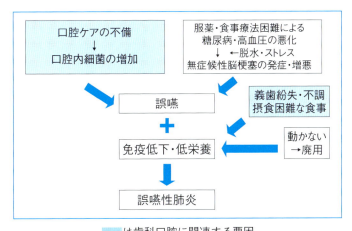

図Ⅱ-13　災害時肺炎の成因

2．避難所での災害（震災）関連死対策を考える

一般的に，肺炎の30〜60％は誤嚥性肺炎が占めるといわれているが，寺本らが実施した多施設協同研究によると，入院治療を要した市中肺炎の約60％，院内肺炎の約87％が誤嚥性肺炎であり，70歳以上の肺炎患者では誤嚥性肺炎が約80％に及んだことが確認されている[1]．高齢者の肺炎のほとんどは誤嚥性肺炎なのである．

では，口腔ケアは高齢者の肺炎をどの程度防げるのか．この点については，米山らによる全国11か所の特別養護老人ホーム入所者366人（平均年齢82歳）を対象としたランダム化比較試験（RCT）

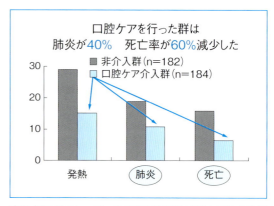

高齢者施設において，2年間の専門的口腔ケアの介入により発熱，肺炎の発症，肺炎による死亡は減少した．

図Ⅱ-14　肺炎に対する口腔ケアの効果
(Yoneyama T, Yoshida M, Matsui T, Tasaki H：Oral Care and Pneumonia, Oral Care Working Group. Lancet, Aug 7：354（9177），515，1999年より作図)

がある[2]．対象を，積極的な口腔ケアを受けた口腔ケア群と従来のケア対象群にランダムに割り付け2年間追跡したところ，肺炎発症率は口腔ケア群の11％に対して従来のケア対象群では19％と有意に高く，口腔ケアによって肺炎発症のリスクを約40％防げる可能性が明らかになった（図Ⅱ-14）．実際に，2004年（平成16年）の中越地震において組織的な口腔ケアが提供された結果，関連死に占める肺炎の割合は15％と阪神・淡路大震災の24％よりも大きく減少した．

避難所における効果的な水場の設置，口腔ケア用品の使用法や摂食・栄養管理に関する食支援など，被災者のみならず支援にあたる医療や行政関係者への働きかけは歯科の重要な役割である．高齢者は，人前で義歯を外すことをためらう人も多く，長引く避難所生活のなかで住民が自身で口腔ケアに取り組むためには，以下のポイントに留意する必要がある．

　①歯ブラシ，義歯の清掃のためにプライバシーが確保でき，雨露をしのげる使い勝手のよい水場の設置(明かりの確保も重要．外は暗くて怖いので夜は利用しないという被災者が少なからずいた）
　②歯ブラシ，洗口剤，保湿剤など口腔ケアグッズの充足と適切なアドバイス
　③口腔機能向上訓練の積極的な活用

などである．これらを的確に実施し，肺炎を予防するために，各避難所への歯科衛生士の配置が必須となることを切望するものである．

3) 福祉避難所における口腔ケア

読売新聞の集計[3]によると東日本大震災の比較的早い時期において，震災関連死疑い例は，282人のうち死因が判明した138人では，呼吸器疾患（31.2％）が最多であった．次いで循環器疾患，脳卒中が続き，阪神・淡路大震災とまったく同じ様相を示していた．さら

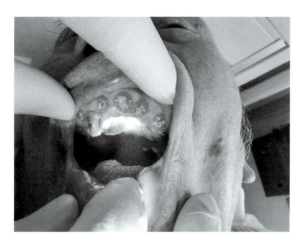

写真Ⅱ-1　福祉避難所入所者の口腔内環境

に，在宅療養者や介護施設からの関連死も多く報告され，超広域災害の問題点が浮かびあがった．

　東日本大震災から1か月後に筆者が訪問した岩手県の特別養護老人ホームでは，被災した職員が定員の倍の要介護入所者を抱え，口のケアまでとても手が回らない状況で奮闘していた．震災以後歯を磨いたことがないという人もおり，指定避難所に比べて物資や情報，マンパワーなど支援の手が届いていない状況がうかがわれた（**写真Ⅱ-1**）．震災前にはほとんどの施設で行われていた口腔ケアが，震災後25％以上の施設で実施されなくなったという筆者らのアンケート調査結果は，関連死が発生しやすい福祉避難所にこそ手厚い支援をすべきであることを示している．施設入所者や在宅療養者を具体的にどう支援していくかは今後の大きな課題になっている．

4）静穏期にやっておくべきこと──災害に強い口づくり

　災害発生時には，関連死を増やさない努力と支援が重要であり，迅速な医療の提供とともに歯科医療の提供および関連死を防ぐための口腔ケアの実施・啓発が必要となる．災害サイクル（**図Ⅱ-15**）において，72時間という「救命のゴールデンタイム」である災害発生期〜急性期には，DMAT（Disaster Medical Assistance Team：災害派遣医療チーム）による救出が直接死を減らす．これも「防ぎえた災害死」に対する有効な手段である．

　しかし災害援助に関わる者として，関連死は発災の翌日からすでに発生していること，義歯をなくした被災者は，直後から咀嚼・嚥下困難な状態で避難所の冷えた固いおにぎりを食べなければならない状況に置かれていること，そして，ようやく避難所にたどり着いた高齢者などの要援護者は，その後の被災生活を免疫力の低下した状態のままスタートさせているということに思いを寄せておかなければならない．急性期から慢性期にかけて多発する関連死に対しては，保健医療活動の迅速な整備が不可欠である．歯科保健活動も災害時肺炎の予防には力を発揮する．

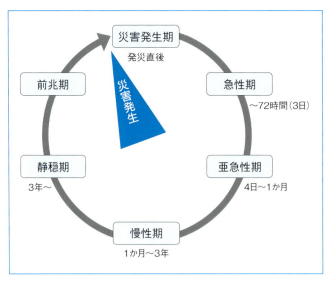

図Ⅱ-15　災害サイクル

(1) 災害に強い口「噛める口・飲める口」づくり

　災害時は平時と異なりすべての医療施設の機能が低下する．一方，被災者には食住環境の悪化から免疫力の低下と口腔内細菌の増加が推測される．このため被災地における高齢者はすべて関連死の「予備群」ととらえ，その発症を予防する視点が必要である．災害時肺炎を予防するうえで最も重要なことは，災害に備えて平時から口腔機能の維持増進に努めることにつきる．肺炎の発症が，口腔内細菌の増加と免疫力の低下によって惹起されるため，平時から「災害に強い口づくり」を目指して「噛める口・飲める口」をつくっておくことである．そのためには，歯を残す努力つまり口腔ケアの習慣化と歯が抜けた時には義歯（あるいはブリッジやインプラント）で機能回復を図る歯科治療が不可欠である．近年，「フレイル＝虚弱」という言葉が日本老年医学会によって提唱された．人はこのフレイルを経過して要介護や寝たきりの状態になるという．フレイルの段階で手当てを講じることが介護予防につながるというわけである．このフレイルの前に実は「オーラルフレイル＝口腔の虚弱」が存在するという考え方がある．肺炎を繰り返しながら最後は食べられなくなって亡くなっていく人の多くは口腔が崩壊している．歯が抜け落ち義歯もなく，食が細くなることで咀嚼や嚥下の筋力が低下するととたんに栄養低下を引き起こす．これを防ぐには義歯を入れて噛める口をつくっておくことである．さらに，しっかり噛むことで飲み込む機能を維持することができるのである．

(2) 口腔ケアは命を守るケア

　高齢者にとって口腔ケアはむし歯や歯周病の予防ではない．肺炎から高齢者の「命を守るケア」である．そのことを多くの国民が認識していたら，関連死はもっと少なかったのではないかと今更ながら悔やまれる．災害時に口腔ケアが理解されないのは，むし歯や歯周病で

は人はすぐに死なないという緊急性の低さからである．若い人たちには当てはまるかもしれない．しかし，高齢者や免疫力の低下した疾病を抱える人たちにおいては，平時であっても常に肺炎の危険性を抱えているため口腔ケアは不可欠である．にもかかわらず，いまだにその重要性が国民の間に広く認識されていない．普段からの口腔ケアの啓発が肺炎予防の名のもとに行われていたら，そして，高齢化の進んだ日本において，口腔ケアの重要性が文化として国民に浸透していたら，肺炎による災害関連死は防げるのではないか．

何よりも平時からの健康管理の1つとして，歯科治療と口腔ケアによる「噛める口・飲める口」の維持が，災害を生き抜く力となることを肝に銘じておくべきである．医療，福祉，行政関係者を含むすべての国民に対する「口腔機能の維持・管理」の徹底した普及・啓発こそが，歯科医療関係者に求められる静穏期における災害保健医療行動であると考える．

〔引用・参考文献〕
1) Teramoto S, Fukuchi Y, Sasaki H, et. al.：High incidence of aspiration pneumonia incommunity- and hospital-acquired pneumonia in hospitalized patients：a multicenter, prospective study inJapan. J Am Geriatr Soc. 56：577-579, 2008
2) Yoneyama T, Yoshida M, Matsui T, Sasaki H.：Oral care and pneumonia, Oral Care Working Group, Lancet, Aug 7：354（9177）：515, 1999.
3) YOMIURI ONLINE 4月11日記事
http://www.yomiuri.co.jp/national/news/20110411-OYT1T00610.htm

（足立了平）

2. 廃用症候群を防ぐには

1) 廃用症候群・生活不活発病とは

「廃用症候群」とは，安静臥床や不活動状態が継続することによって，各臓器や系に生じる二次的機能障害の総称である．主には疾患治療で安静臥床を余儀なくされた結果生じる症候として医療分野で多く用いられる用語であるが，高齢化が進んだ昨今においては，一般的に「生活不活発病」として周知されはじめている．「用を廃する」というと重度の状況を想像するが，日常的な「不活発な生活」状況でも十分な原因になりえるので，「生活不活発病」ともいわれる．

いずれの年齢でも発症する可能性があるが，予備力の低い高齢者においては，軽度の侵襲や短期間の安静臥床でも廃用症候群に陥りやすく，しかも回復に時間を要する．また，筋力や体力が低下して疲労しやすく運動しにくい状況になると，さらに廃用が進行するという悪循環をきたす．したがって，症候が出現してから治療するものではなく，本来は予防するものである．

表Ⅱ-4　廃用症候群の各症候（心身機能）

1. 身体の一部に生じるもの	2. 全身に影響するもの	3. 精神・神経の働きに影響するもの
関節拘縮 廃用性筋萎縮・筋力低下 廃用性骨萎縮 皮膚萎縮 褥瘡（床ずれ） 静脈血栓症・肺塞栓症	心肺機能低下 起立性低血圧 消化機能低下 　（食欲不振・便秘） 尿量増加 　（血液量減少・脱水）	うつ状態 知的活動低下 周囲への無関心 自律神経不安定 姿勢・運動調節機能低下

2）起こりえる症候

　廃用症候群・生活不活発病による症候は，表Ⅱ-4に示されるように多岐にわたる．「身体の一部に生じるもの」のうち，「筋萎縮」や「関節拘縮」はよく知られており，比較的目につきやすい．骨格筋萎縮は筋力低下を呈する．最大筋力の20〜30％の筋収縮を行うことによって筋力は保持されるといわれており，日常生活での筋収縮が20％以下になると筋力は低下する．1週間の安静臥床で10〜15％の筋力低下を呈するといわれている．また，関節可動域は関節運動により保持されており，不動状態が続くと関節可動域制限が生じ関節拘縮に至る．

　一方で，「全身に影響するもの」「精神・神経の働きに影響するもの」については，十分に認識されていないことが多い．起立性低血圧は，臥位・座位から立位に体位変換をした際に血圧が著しく下降して，立ちくらみ・失神・吐気嘔吐を呈するものである．体位変換はあらゆる日常生活場面で必要な動作であり，活動を制限する大きな要因となって転倒・骨折の原因にもなるため，見逃してはならない．また，自律神経症状として消化機能低下による便秘や尿失禁が出現する．食欲低下や衛生環境悪化につながるため，生活に直結する問題になる．さらに長期の低活動・低刺激状態が続くことで脳活動が低下し，徐々に知能や情緒にも荒廃をきたす．最終的にはうつ病や認知症に至ることもあるため，精神状態や認知機能の変化には十分な注意を払う．

3）対象者の把握

　前述のような多岐にわたる症候を理解することは重要であるが，予防・治療を実践するうえでは，さらに幅広い視野に立った評価が必要である．生活不活発病は，「生活状況」に起因している．したがって，生活機能を総合的に評価する視点が重要であり，多職種で関わるための共通言語が必要になる．

　このために，国際生活機能分類（International Classification of Functioning, Disability and Health：ICF）の概念を理解し，活用することを推奨する．ICFの根底には「生活機能モデル」があり，障がいや疾病の有無にかかわらず，すべての人が生活のなかで関わる健康

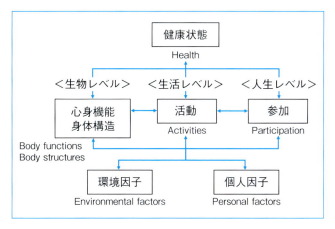

図Ⅱ-16　ICFの構成要素とその関係

上の問題について，共通の見方やとらえ方を提供している．また，病気や障がいをこれまでの「医学モデル（生物学的視点に立ったモデル）」と「社会モデル（社会環境的観点に立ったモデル）」という二分したとらえ方ではなく，「統合モデル」としてとらえることができる．

ICFの概観を図Ⅱ-16に示す．その中では，生活機能を3つのレベルに分類している．

①「心身機能・身体構造（生物レベル）」は，生命の維持に直接つながるもので「心身機能」と「身体構造」に分けられる．「心身機能」とは手足の動き，視覚・聴覚，内臓，精神などの機能面で，「身体構造」とは指の関節，胃・腸，皮膚などの構造面のことである．

②「活動（生活レベル）」は，一連の動作からなる目的をもった個人が遂行する日常生活行動であり，日常生活動作以外にも職業的動作や余暇活動も含まれ，文化的な生活，社会生活に必要な活動すべてを含む．

③「参加（人生レベル）」は，家庭内での役割を含め，社会的な役割をもってそれを果たすことである．地域組織の中で何らかの役割をもち，文化的・政治的・宗教的など広い範囲に関わる．

この3つのレベルは互いに影響しあう関係にある．また，その他の「健康状態」「個人因子」「環境因子」とも相互関係にある．

この視点を用いて，対象者の生活の不活発化を評価するが，重要な点がいくつか挙げられる．まず，病気・外傷などの明らかな要因がなくても，「環境因子」の変化で容易に生じるということである．災害時は劇的な生活環境変容が必発であり，不活発化のリスクは高まる．また，「心身機能」の変化の前に「活動」「参加」の低下が先に生じる．「心身機能」の変化に気がついた時点では，すでに症候は進行していることになる．「活動」「参加」の低下・変化を早期に発見し対策を講じる必要がある．不活発化とは単に運動量の減少を指すのみではなく，「活動」の量および質の低下や家庭内・地域社会での役割の低下などもすべて含むということである．それぞれのレベルの問題を抽出しつつ，その相互関係と変化を見逃

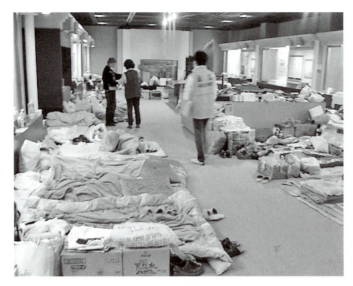

写真Ⅱ-2　ある避難所内の様子

さないことが大切である．

4）避難所における問題

　避難所は，避難者の活動を制限する環境因子が多い．敷物とダンボールでつくられる限られた居住スペース，狭い空間でひしめきあうことにより限られた通路など，バリアにあふれている（写真Ⅱ-2）．避難の際に，元々使用していた歩行補助具や装具などを持ち出せず，動く手段を失っている高齢者も多い．慣れない環境下では，転倒の危険性も高くなる．プライバシーは守られず，被災したことによる喪失感と相まって，精神的ストレスは増大している．地域でつくられていたコミュニティーも崩壊しており，周囲との関係性の希薄さが，より活動性を低下させる可能性もある．

　避難所生活において懸念される生活不活発病の発症と増悪を予防するためには，そのハイリスク者を選び出す必要がある．大川は「生活機能低下予防マニュアル」の中で，早期発見すべき生活不活発病ハイリスク者として，

　①病人・障害者・要介護者

　②生活行為（「活動」）の低下がある人

　③一応自立していても「環境限定型自立」の人（例：「近くしか歩いていない」「壁や家具の伝い歩き」など）

　④生活が不活発な人（災害後に家事など家庭内での役割が低下，外出の機会が減る，など）

を挙げている[1]．同時に「生活不活発病チェックリスト」の利用を推奨している．これらの視点とチェックリストを用いて網羅的に対象者を選び出す取り組みが，まず必要である．

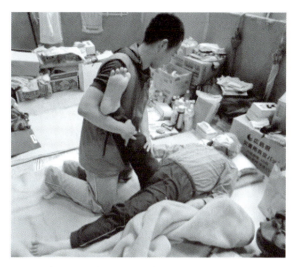

写真Ⅱ-3　個別リハビリテーションの提供

　以下に，東日本大震災時に筆者らがリハビリテーション（以下，リハ）巡回活動で関わった際のデータを示す[2]．発災から約3週間が経過した2011年（平成23年）4月上旬より，当院リハ医師2人と作業療法士2人が，診療圏内に設置された大規模避難所2か所（4月上旬時点で500〜600人規模）を定期的（医師は週1回，作業療法士は週3〜5回）に巡回して，リハ介入対象者を選び出す活動を行った．チェックリストを利用して網羅的に選び出すことは困難だったため，避難所の居住スペースを巡回して生活機能変化を直接聴取する形で行った．個別情報については複写式用紙を使用して独自のカルテを作成した．約2か月間の活動期間に作成された56人分のカルテより，基礎疾患，移動能力，介入頻度および内容を後方視的に調査した．平均年齢72.1±12.2歳，基礎疾患は骨関節疾患34人，脳血管疾患10人，その他12人で，骨関節疾患を有する高齢者が多数を占めていた．移動能力は，歩行自立（杖なし）30人，歩行自立（杖あり）17人，車いす自立5人，要介助4人で，歩行自立の対象者が多かった．平均介入回数は9.1±9.3回で，10回以上の介入が20人である一方，単回介入が17人だった．介入内容は，関節可動域訓練やリラクゼーション，歩行訓練，自主運動指導が中心だった（**写真Ⅱ-3**）．移動要介助および車いす移動の対象者については，生活環境調整（居住スペースの整理，据え置き手すりの設置など）や入浴介助も行われていた．

　上記の取り組みによって，避難所でリハが必要な対象者のすべてを選び出すことができたわけではなく，このデータが避難所の状況のすべてを物語るものではない．しかし，推測されることとして，平常時のリハ医療や福祉の対象となっている身体障がい者は，長期間の避難所滞在に耐えられないため，早々に避難所をあとにしている場合が多いということである．狭く不便な居住スペース，摂食可能な食料品の不足や劣悪な排泄環境が原因と推測される．一方で，避難所における廃用症候群・生活不活発病の予防の主な対象として選び出されたのは，被災前は歩行できていてADL（activities of daily living：日常生活動作）が概ね

自立していた高齢者の方々だった．環境の変化によって著しく活動や参加が制限され，これまでできていた日常生活動作さえできなくなる危険性をはらんでいた．

5）予防のためにすべきこと

　生活の不活発化に対して「できるだけ体を動かすように」という単純な指導のみでは，根本的な予防は困難である．個々の条件に応じた具体的な指導と介入が必要となる．

　病人・障がい者などの要援護者については，早急な対応が必要である．避難所の生活環境では生活そのものが困難で疾患増悪のリスクも高いため，医療機関や福祉施設などとの連携により，適切な環境への移送を第一に考慮する．

　生活機能に低下のある人や「環境限定型自立」の人については，環境へのアプローチやより具体的な指導を行う．歩行困難に陥っている場合は，特に早急な対応を要する．T字杖や4点杖，シルバーカーなどの歩行補助具の導入によって歩行が安定する場合は，対象者に合った適切な補助具を早急に調達する．居住スペースおよびその周囲の環境によって立ちにくく歩きにくいなどの理由がある場合には，通路の確保や据え置き手すりの設置なども考慮して，場合によっては避難所管理者との相談によってスペースの移動を提案することも必要になる．避難所内の段差などがバリアになっている可能性もある．小さな段差は転倒予防の側面からテープを張るなどして目立たせる，大きな段差には補助的に踏み台や手すりを設置することで段差を安全に乗り越えやすくする，などの取り組みも有用である．日中横になっている人も多くなるため，「横になっている理由」を十分に確認したうえで，常に横にならないための具体的な指導が必要になる．動くと具合が悪くなるという理由の時は，医療者との連携のうえで適切な疾患管理へ誘導する．疲れやすいという理由に対しては，動く量や頻度・方法を具体的に説明する．

　災害後に生活が不活発になった人は，多くが災害前の社会的な役割（「参加」）を失っている場合が多いため，新たな役割をもつことが求められる．周囲との関係性が維持できている場合は，避難所内外で役割を見つけて動き回ることで，心身機能を維持できることが多い．一方で，周囲との関係性が希薄で孤立している場合には，不活発はより助長される．思いや悩みを話せる場の提供や，体操や趣味活動の企画など，孤立から脱却するための手助けが求められる．ボランティアによる手助けは避難者によっては恩恵となるが，必要以上の手助けや介護は避難者の自主的な活動を制限する場合もある．避難者自身が中心となる新しいコミュニティーづくりが求められる．

6）おわりに

　廃用症候群・生活不活発病の症候ととらえ方，避難所で起こる実状と具体的な予防策について概観した．廃用症候群・生活不活発病は，単純に「動けなくなる」だけのものではない．その病態・症候は複雑であり，その要因は多面的である．特に，家や家族・親戚を失ったことによる喪失感や今後の生活・成り行きへの不安や絶望感は計り知れず，この部分への

サポートなくしての本来の予防は困難と考える．そのために，行政・医療・福祉・教育関係者およびボランティアなど，あらゆる職種が垣根を越えて，共通の理解のもとに多面的な介入を継続することが必須である．そして，廃用症候群・生活不活発病は，被災直後の避難所のみならず，中・長期的にも地域住民の生活に多大な影響を及ぼす．したがって，地域における多職種連携も短期的なものではなく，日常的に確立し深めておくことが必須である．今も被災地で医療に従事する身として，この書籍があらゆる地域の絆・連携の強化につながることを切に願う．

〔引用文献〕
1) 大川弥生：生活機能低下予防マニュアル〜生活不活発病を防ごう〜．
  http://www.dinf.ne.jp/doc/japanese/resource/bf/manual/
2) 藤原　大：避難所リハ支援からみる災害地域リハ．Clinical Rehabilitation 20：1054-1055，2011

(藤原　大)

3．避難所（者）と食事——食とは人によいこと

「食べる」ということは「生きることに」につながっている．食べなければ生きていけない．生きていくには食べなければいけない．

しかし，災害が起こった時には限られた食料しかなく，今まで当たり前だった「食事」が突然，摂れなくなる．そんななかでも，生きるためには食べていかなければならない．生きるための食事が健康を害してはならない．

避難所では乳幼児から高齢者，慢性疾患のある人などが，整っていない環境のもとで生活を余儀なくされている．早期から，栄養管理・食事支援ができれば，栄養状態の悪化を最小限に止めることができ，健康を保持できる．

1) 食事提供するにあたってまず避難所で確認すること

避難所によって状況はさまざまであり，まず以下のことを確認し，状況を把握する．
①ライフライン（水道，ガス，電気）の状況および燃料の有無
②炊き出しのための調理器具・器材（コンロの代わりになるもの，鍋・包丁などの調理器具，食器など）の有無
③支援物資の種類と量（水・飲み物，弁当，食材など）
④避難者の人数，年齢，性別
⑤特別な配慮が必要な人（乳幼児・妊婦・授乳婦，高齢者などで嚥下困難な人，慢性疾患のある人などで食事制限が必要な人，食物アレルギーのある人，宗教上食材制限のある人など)[1]

2）避難所での栄養問題

　2011年（平成23年）4月1日～12日にかけて，宮城県保健福祉部健康増進課により「避難所における食事状況及び栄養関連ニーズ調査」が実施された．その結果，「避難所で提供されている食事は，総じて栄養学的に十分でなく，また避難所間で差が生じている．エネルギー，たんぱく質，ビタミンなどの栄養素ごとにも，必要量が確保されていない避難所がみられる」と報告されている（図Ⅱ-17）[2]．

　避難所での初期の食事提供は，図Ⅱ-17に示すように炭水化物や高カロリー食が主となり，生鮮食品が届かないため，たんぱく質やビタミン，ミネラル，食物繊維が不足となる．特に炭水化物過多の食事ではビタミンB_1不足が生じやすい．ビタミンB_1，ビタミンB_2，ビタミンCは特に不足しやすい栄養素として注意が必要ということが，前述の報告からもわかる．避難所生活初期の段階から対応することは難しいが，できるかぎり栄養表示を確認して野菜ジュースや果物ジュースを活用すること，栄養ドリンクや特定保健用食品，栄養機能食品をうまく活用するなどの工夫が必要である．また，食べやすさや食事による安らぎを求めて，温かい食事や汁物へのニーズも高まる[1]．さらに避難所での食事提供では，高エネルギーや炭水化物主体の食事で味付けの濃い食品も多いため，高血圧，糖尿病，腎臓病の持病をもっている人の栄養管理が難しくなる，といった問題が挙げられる．

3）避難所における栄養管理目標

　では，避難所での栄養管理の目標はどこに設定すべきか．

　厚生労働省は，「避難所において食事を提供する際の計画・評価のために，当面の目標とするべき栄養素の参照量」を公表した．これは，被災後約3か月頃までの段階で欠乏しやすい栄養素について算定した値である．実際の提供には，対象者の性別，年齢，身体状況，身体活動量などを考慮して弾力的に活用することが望ましいとされている（表Ⅱ-5）．

　被災後3か月以降の避難所における食事提供の評価・計画のための栄養素の参照量を表Ⅱ-6a，bに示す．

　表Ⅱ-6a，bに示す目標どおりにはなかなか難しいが，避難所生活が長期化する可能性も考えると，不足しやすい栄養素を予測して早期に対応し食材の組み合わせを工夫して栄養補助食品，サプリメントなどをうまく活用していく必要がある（表Ⅱ-7）．

　栄養素の参照量は，食事内容が改善しつつある状況を踏まえ，避難所生活が長期化するなかで，栄養素の摂取不足を防ぎ，かつ生活習慣病を予防するため，栄養バランスのとれた適正量を安定的に確保する観点から，食事提供の評価を踏まえた計画の決定のための目安となる量として提示するものである[4]．

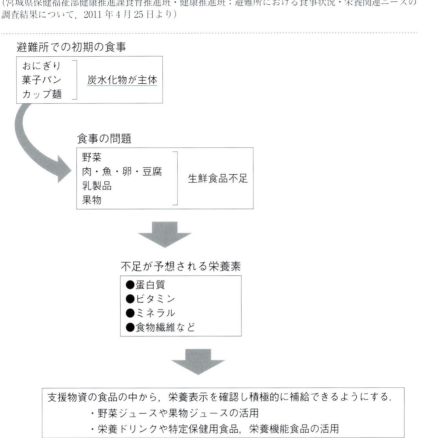

図Ⅱ-17　避難所での栄養問題

(宮城県保健福祉部健康推進課食育推進班・健康推進班：避難所における食事状況・栄養関連ニーズの調査結果について，2011年より)

4) 慢性疾患がある人への対応（問題点と対策）

(1) 高血圧

　避難所での食事では塩分を多く摂りすぎになる傾向があるので注意が必要である．温かい汁物の提供のニーズも高まるので，インスタント食品のみそ汁やめん類などの提供回数

表Ⅱ-5　避難所における食品構成例

避難所における食品構成例

食品群	単位：g
穀類	550
芋類	60
野菜類	350
果実類	150
魚介類	80
肉類	80
卵類	55
豆類	60
乳類	200
油脂類	10

注）この食品構成の例は，平成21年国民健康・栄養調査結果を参考に作成したものである．
　　穀類の重量は，調理を加味した数量である．

下記に，食品構成の具体例を示す．被災地での食料支援物資の到達状況やライフラインの復旧状況を鑑み，下記の2パターンを仮定した．
　　パターン1：加熱調理が困難で，缶詰，レトルト，既製品が使用可能な場合
　　パターン2：加熱調理が可能で，日持ちする野菜・果物が使用可能な場合

食品構成具体例

食品群	パターン1（加熱調理が困難な場合）		パターン2（加熱調理が可能な場合）	
	一日当たりの回数[※1]	食品例および1回当たりの量の目安	一日当たりの回数[※1]	食品例および1回当たりの量の目安
穀類	3回	● ロールパン2個 ● コンビニおにぎり2個 ● 強化米入りご飯1杯	3回	● ロールパン2個 ● おにぎり2個 ● 強化米入りご飯1杯
芋・野菜類	3回	● さつまいも煮レトルト3枚 ● 干し芋2枚 ● 野菜ジュース（200 ml）1缶 ● トマト1個ときゅうり1本	3回	● 下記の内1品 　肉入り野菜たっぷり汁物1杯 　肉入り野菜煮物 　（ひじきや切干大根等乾物利用も可）1皿 　レトルトカレー1パック 　レトルトシチュー1パック 　牛丼1パック ● 野菜煮物1パック（100 g） ● 生野菜（トマト1個など）
魚介・肉・卵・豆類	3回	● 魚の缶詰1/2缶 ● 魚肉ソーセージ1本 ● ハム2枚 — ● 豆缶詰1/2缶 ● レトルトパック1/2パック ● 納豆1パック	3回	● 魚の缶詰1/2缶 ● 魚肉ソーセージ1本 ● カレー，シチュー，牛丼，芋・野菜の汁物，煮物に含まれる ● 卵1個 ● 豆缶詰1/2缶 ● レトルトパック1/2パック ● 納豆1パック
乳類	1回	● 牛乳（200 ml）1本 ● ヨーグルト1パック＋プロセスチーズ1つ	1回	● 牛乳（200 ml）1本 ● ヨーグルト1パック＋プロセスチーズ1つ

果実類	1回	・果汁100％ジュース（200 ml）1缶 ・果物缶詰1カップ程度 ・りんご，バナナ，みかんなど1〜2個	1回	・果汁100％ジュース（200 ml）1缶 ・果物缶詰1カップ程度 ・りんご，バナナ，みかんなど1〜2個

水（水分）を積極的に摂取するように留意する．

※1：「一日当たりの回数」を基本に「食品例」の●を選択する．
例えば，穀類で「一日当たりの回数」が3回であれば，朝：●ロールパン2個，昼：●コンビニおにぎり2個，夕：●コンビニおにぎり2個，といった選択を行う．

避難所等への食料供給に際しては，食品の種類や量の目安を参考に，それぞれの食品群が偏らずに配送されることが望ましい．また，食料が配送された避難所等においては，量の目安や一日当たりの回数を参考に，提供する食事への配分や組み合わせを決定することが望ましい．

特に，肉，魚，野菜，果物等が不足しないようにできる限り留意する．また，菓子パンや菓子類は，災害直後の食料確保が十分でない時期のエネルギー補給には活用できるが，長期間の活用に際しては，摂取過剰に留意する必要がある．

（独立行政法人国立健康・栄養研究所，平成23年度 厚生労働科学研究費補助金循環器疾患・糖尿病等生活習慣病対策総合研究事業「日本人の食事摂取基準の改定と活用に資する総合的研究（研究代表者 徳留信寛）」活用研究班：「避難所における食事提供の計画・評価のために当面目標とする栄養の参照量」に対応した食品構成例．2011年より）

表Ⅱ-6a 避難所における食事提供の評価・計画のための栄養の参照量について

特定の対象集団について，栄養素の摂取不足を防ぐため配慮を要するものとしてカルシウム，ビタミンA及び鉄について，また，生活習慣病の一次予防のため配慮を要するものとしてナトリウム（食塩）について，それぞれ配慮すべき事項を設けることとした（表）．
なお，利用者の年齢構成等が把握できる場合は，平時と同様，食事摂取基準を活用することになるので，対象特性別の参照量は示さないこととした．

避難所における食事提供の評価・計画のための栄養の参照量
―対象特性に応じて配慮が必要な栄養素について―

目的	栄養素	配慮事項
栄養素の摂取不足の回避	カルシウム	骨量が最も蓄積される思春期に十分な摂取量を確保する観点から，特に6〜14歳においては，600 mg/日を目安とし，牛乳・乳製品，豆類，緑黄色野菜，小魚など多様な食品の摂取に留意すること
	ビタミンA	欠乏による成長阻害や骨及び神経系の発達抑制を回避する観点から，成長期の子ども，特に1〜5歳においては，300 μg RE/日を下回らないよう主菜や副菜（緑黄色野菜）の摂取に留意すること
	鉄	月経がある場合には，十分な摂取に留意するとともに，特に貧血の既往があるなど個別の配慮を要する場合は，医師・管理栄養士等による専門的評価を受けること
生活習慣病の一次予防	ナトリウム（食塩）	高血圧の予防の観点から，成人においては，目標量（食塩相当量として，男性9.0 g未満/日，女性7.5 g未満/日）を参考に，過剰摂取を避けること

（厚生労働省健康局総務課生活習慣病対策室：「避難所における食事提供に係る適切な栄養管理の実施について」事務連絡，2011年より）

表Ⅱ-6b 避難所における食事提供に係る栄養管理の留意事項について

1. 避難所生活が長期化する中で，利用者の健康・栄養状態等に配慮し，食事提供においては，以下の(1)から(4)に留意すること．
(1) 利用者の状況やニーズに応じた食事提供
　①避難所における食事提供のための栄養量の算定に当たっては，利用者の性別や年齢構成を把握するよう努めること．
　②献立作成に当たっては，食欲不振等を来さないように，利用者のニーズも考慮し，利用者の希望するメニューや暑さに配慮した食べやすいメニューを取り入れるなど，メニューの多様化や適温食の提供に配慮すること．
　③高齢者や病者など個別対応が必要な者に係るニーズの把握に努めるとともに，栄養補助食品の活用も含め，適切な支援を行うこと．また，アレルギー対応食品の要望があった場合には，適切に支援すること．治療を目的とした栄養管理が必要な方には，医療機関での専門的支援につなぐ体制を確保すること．
(2) 安全かつ栄養バランスのとれた食事提供
　①調理や食事提供に必要な設備・器具，食材を確保すること．また，調理担当者の確保及び担当者への衛生管理の周知に努めること．
　②食中毒防止のため，調理器具や食材の管理，調理・配膳方法等は，衛生的に行うこと．
(3) 健康・栄養管理のための情報提供及び環境整備
　①糖尿病や高血圧など食事管理の必要な方が食事の内容や量の調整ができるように，食事のエネルギーや食塩の含有量について簡易な掲示を行ったり，食材やエネルギー量の異なる選択メニューを導入するなど，できる限り工夫すること．
　②利用者が適切な体重を維持できるように，提供する食事のエネルギー量の調整を図るとともに，健康管理の観点から，避難所に体重計を用意するなどし，利用者自身が計測できる環境づくりに努めること．
　③避難所の食事提供以外に，利用者自身が食品を購入できる環境にある場合には，避難所で提供される食事で不足しがちな食品を推奨するなど，健康管理につながる情報の提供に努めること．
(4) 適切な栄養管理を行うための管理栄養士・栄養士の確保
　食事の提供方法が炊き出しや弁当の利用など多様であることから，それぞれに対応した適切な栄養管理が行えるよう，また応急仮設住宅における巡回栄養指導等の実施も視野に入れ継続的な支援ができるよう，重点分野雇用創出事業の活用などにより管理栄養士・栄養士の確保に努めること．

2. 継続的に1回100食以上を提供する場合は，健康増進法に基づく特定給食施設における栄養管理の基準（健康増進法施行規則第9条各号）を参考に，以下の(1)から(5)により適切な栄養管理を実施するよう努めること．
(1) 避難所を利用して食事の供給を受ける者の身体の状況，栄養状態，生活習慣等を把握し，これらに基づき，適当なエネルギー量及び栄養素の量を満たす食事の提供及びその品質管理を行うとともに，これらの評価を行うよう努めること．
(2) 食事の献立は，身体の状況等のほか，利用者の日常の食事の摂取量，嗜好等に配慮して作成するよう努めること．
(3) 献立表の掲示並びにエネルギー量及びたんぱく質，脂質，食塩等の主な栄養成分の表示等により，利用者に対し，栄養に関する情報の提供を行うこと．
(4) 献立表等を適正に作成し，当該避難所に備え付けること．
(5) 衛生管理については，「大規模食中毒対策等について」（平成9年3月24日衛食第85号生活衛生局長通知）の別添「大量調理施設衛生管理マニュアル」の内容を参考に，食中毒防止の徹底を図ること．

（厚生労働省健康局総務課生活習慣病対策室：「避難所における食事提供に係る適切な栄養管理の実施について」事務連絡，2011年より）

が多くなり，塩分過多になりやすい．トイレに行く回数を増やさないようにと水分摂取を控える傾向もあるが，十分な水分補給によって，ナトリウムの排泄を促進することができるのでしっかり水分補給をする．カルシウム，カリウム，マグネシウム，食物繊維が多い食事は血圧の改善に役立つので食材が届きはじめたら，野菜や果物を積極的に食べることや，でき

表Ⅱ-7 特に不足しやすい栄養素

	ビタミンB₁	ビタミンB₂	ビタミンC
生理作用	補酵素の成分として炭水化物の代謝に関与	補酵素の成分としてアミノ酸，脂質，炭水化物の代謝に必要	コラーゲン生成，Fe吸収，ビタミンEの再利用
欠乏症	脚気，多発性神経炎，浮腫，心臓肥大，ウェルニッケ脳症	口唇炎，口角炎，角膜炎	壊血病，皮下出血，コラーゲン生成低下
当面目標とする参照量※1	1.1 mg	1.2 mg	100 mg
含有食品（多く含む食材）	・うなぎのかば焼き（1串100 g）0.75 mg ・ボンレスハム（3枚60 g）0.54 mg ・豚もも肉（60 g）0.54 mg ・豚ひき肉（60 g）0.37 mg ・ロースハム（3枚40 g）0.24 mg ・玄米ご飯（茶碗1杯150 g）0.16 mg	・うなぎのかば焼き（1串100 g）0.74 mg ・魚肉ソーセージ（1本90 g）0.54 mg ・納豆（1パック40 g）0.22 mg ・ゆでたまご（1個50 g）0.21 mg	・アセロラジュース10％果汁（180 ml）216 mg ・赤ピーマン（1/2個60 g）102 mg ・ブロッコリー（1/4個60 g）72 mg ・じゃが芋（1個120 g）42 mg ・みかん（1個100 g）32 mg ・オレンジ（1/2個70 g）28 mg ・バナナ（1本100 g）16 mg ・りんご（1/2個150 g）6 mg

※1：被災後約3か月頃までの段階で欠乏しやすい栄養素について算定した値

れば肉類のおかずより魚が勧められる（表Ⅱ-8）．また，エネルギー過剰になると体重も増え血圧も上がりやすくなるので，適性エネルギーを摂取し肥満を防止すべきである．

(2) 糖尿病

不規則な食事に加えおにぎりや菓子パン，カップ麺などの炭水化物が主体の食事のため，血糖値が上昇しやすい（表Ⅱ-9）．時には菓子類の支給もあるが，血糖の上昇につながり，食事も不規則になるので控える．極端に食事量が少ない場合は低血糖になる場合もあり，服薬状況や食事内容に大きく左右されやすい．1日3食，規則正しくバランスよく食べるのが理想だが，野菜などの供給が不足しているため，今まで血糖コントロールできていた場合も難しくなる．野菜などが食べれるようになった場合は，インスリンの分泌が抑制されるので野菜を最初に食べるようにするなど，食べ方にも工夫が必要である．また，食事の際は1度にたくさん食べずに，ゆっくりよく噛んで時間をかけて食べるようにする．水分摂取は，水やお茶などで摂るようにし，スポーツ飲料や炭酸飲料などの糖分を多く含む飲料は控える（表Ⅱ-10，11）．

(3) 腎臓病

エネルギーの確保が難しく，味付けが濃く塩分の多い物が多くなっているのが問題である．腎臓病の食事療法の目的は，①腎機能低下の進行を抑えること，②体内の塩分，水分，カリウム，リンなどの量や濃度を正常に近く維持すること，③窒素化合物などの老廃物による尿毒素が体内に蓄積するのを抑制することである．個々の，病状に応じた食事管理が必要

表Ⅱ-8　血圧が高めの人への対応

ポイント①：**塩分は1日6g未満にしましょう！**
- 麺類のスープやつゆはできるだけ残す
- カップ麺の後入れのスープなどは，使う量を減らす
- 汁物はできるだけ具沢山にして，飲む量を減らす
- レトルト食品や缶詰，加工品は塩分が多いので気をつけましょう
- 漬物は控えましょう
- 醤油やソースなどの調味料は控えめにしましょう
- 栄養成分表示をよく見て，塩分量を確認しましょう

ポイント②：**生果物や生野菜をできるだけ食べましょう！**
生果物や生野菜にはカリウムが多く含まれています．カリウムは，ナトリウムを体外に排泄させる働きがあります
（※腎機能が低下している方は，カリウムを控える必要があります）

ポイント③：**体重管理をしましょう！**
肥満があると，血圧も上がりやすいので，食べ過ぎや高カロリーの食事には気をつけて，適正なカロリー摂取を心がけましょう

ポイント④：**水分はしっかりとりましょう！**
飲料水やトイレの数に制限があり水分摂取は控えがちになりますが，出来る限り，適度な水分補給をしましょう
※腎疾患などで水分制限がある方は指示量を守りましょう

ポイント⑤：**低ナトリウムに気をつけましょう！**
食事量が極端に少なかったり，偏っている場合はナトリウムが低値になる場合があるので，適度に摂ることも大切です

食品名	塩分量	食品名	塩分量
カップ麺・インスタント麺	約5〜7g	さば水煮缶	約1.5g
カップ焼きそば	約3〜6g	ツナ缶	約0.5〜1g
うどん・そば	約4〜6g	梅干し（1個）	約2g
ラーメン	約4〜7g	たくあん（3切れ）	約1.5g
レトルトカレー	約2〜3g	昆布の佃煮（10g）	約0.7g
インスタント味噌汁	約2〜2.5g	浅漬け（20g）	約0.5g

（独立行政法人国立健康・栄養研究所，日本栄養士会：避難生活で生じる健康問題を予防するための栄養食生活について―4．高齢者リーフレットの解説資料より）

である．たんぱく質が代謝されると老廃物が体内に残るので腎臓の負担となる．災害時の食事でたんぱく質が過剰になることは考えにくいが，過剰摂取には注意が必要である．

また，エネルギーが不足すると，体内のたんぱく質がエネルギー源として消費されるので，結果的に腎臓の負担が大きくなる．十分なエネルギーを摂取するためには，糖質や脂質で補う必要がある．

避難所の食事では，野菜ジュースや100％果汁ジュースなどの提供もあるかもしれないが，カリウムが多く含まれている場合がある．腎臓の機能が低下すると，カリウムが体外に排出されなくなり血液中のカリウムが増加してしまう．果汁の低い10％果汁ジュースなどの

表Ⅱ-9　菓子パンに入っているエネルギーと油の量

【菓子パンの場合】

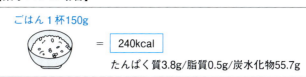

ごはん1杯150g ＝ 240kcal
たんぱく質3.8g/脂質0.5g/炭水化物55.7g

マヨネーズ・バター・脂身・ナッツなどの油も含めた
1日の油：目安量　120kcal ＝ 大さじ1杯（12g）

食品群	エネルギー/脂質（1個当たり）	油	ごはん
チーズ蒸しパン	380kcal/脂質 15 g	大さじ1杯分	1.6 杯分
あんパン	378kcal/脂質 3 g	大さじ0.5杯分	1.6 杯分
ピーナッツパン	326kcal/脂質 14 g	大さじ1杯分	1.4 杯分
クリームパン	471kcal/脂質 24 g	大さじ2杯分	2 杯分
アップルパイ	526kcal/脂質 32 g	大さじ3杯分	2.2 杯分
コッペパン	511kcal/脂質 22 g	大さじ2杯分	2.1 杯分
メロンパン	476kcal/脂質 16 g	大さじ1杯分	2 杯分

＊ごはんの重量はエネルギー量に対しての換算です．
油の重量は脂質量に対しての換算です．

（文部科学省：日本食品標準成分表参照）

表Ⅱ-10　清涼飲料水に入っている糖分の量

スティックシュガー1本（3g）
角砂糖1個（3g）　　　　　　＝ 12 kcal

商品名	エネルギー/1本当たり	角砂糖	商品名	エネルギー/1本当たり	角砂糖
乳酸菌飲料	65 ml/50 kcal	2 個分	缶コーヒー	190 ml/32 kcal	4 個分
ビタミン飲料	140 ml/65kcal	5 個分	栄養ドリンク	100 ml/74 kcal	5 個分
紅茶飲料ストレート	500 ml/75 kcal	8 個分	紅茶飲料ミルクティー	500 ml/185 kcal	11 個分
スポーツドリンク	500 ml/135 kcal	11 個分	カフェオレ	500 ml/245 kcal	15 個分
清涼飲料水	500 ml/230 kcal	22 個分	炭酸飲料	500 ml/255 kcal	20 個分

＊糖分量の計算は小数点以下を四捨五入しています

（文部科学省：日本食品標準成分表参照）

表Ⅱ-11　血糖値が高めの人への対応

ポイント①：食事はゆっくりよく噛んで食べましょう！
ポイント②：水分補給は，水やお茶など糖分を含まないものにしましょう！
　　　　　　（※スポーツ飲料などにも糖分が多く含まれています）
ポイント③：一度にたくさん食べずに3食バランスよくを食べましょう！
ポイント④：カロリーや糖質に注意して食事をしましょう！
　　　　　　今までの指示カロリーを守りましょう．
　　　　　　栄養成分表示をよく見てどれくらい摂取しているか把握しましょう．

[気をつけたほうがよい食品]
● 菓子パン：糖分を多く含むので注意．
　　　　　　あんぱん，ジャムパン，クリームパンなどの糖質が多く甘めのパンやデニッシュパン，クロワッサン，バターロール，ピーナッツパンなどの脂質の多い高カロリーのパンなどさまざまあるので栄養成分表示を確認して食べましょう．

あんぱん	コッペパン （ジャム＆マーガリン）	デニッシュパン	ピーナッツパン
エネルギー　378Kcal 炭水化物　77.2 g	エネルギー　475Kcal 炭水化物　62.5 g	エネルギー　511Kcal 炭水化物　61.9 g	エネルギー　326Kcal 炭水化物　42.8 g

● おにぎり：ツナマヨネーズ，五目おにぎり，味付きのおにぎりは塩分も多く，カロリーも高めなので，鮭，昆布，おかかなどがよい．

ツナマヨおにぎり	五目おにぎり	昆布おにぎり	鮭おにぎり
エネルギー　213Kcal 炭水化物　38.4 g	エネルギー　190Kcal 炭水化物　43.3 g	エネルギー　179Kcal 炭水化物　39.9 g	エネルギー　173Kcal 炭水化物　36.1 g

● 果物缶詰：シロップには糖分が多く含まれるので注意．生果物がよいが，果糖の摂りすぎもよくないので，1日の適量＝バナナ1本，リンゴ1/2個，ミカン小2個，キウイ1個など．
● 炭水化物の多い野菜：じゃが芋，さつま芋，かぼちゃ，里芋，れんこん，とうもろこし，など．
● 菓子類：糖質や脂質を多く含むので控える．
　　　　　間食は極力控えるべきだが，空腹感が強い場合は，クラッカーやチーズなどを適量とする．主食がしっかり食べれる場合は控える．

ポテトチップス （14 g・1/4袋）	チョコレート （3片）	クラッカー （3枚）	チーズ （6ピース1個）
エネルギー　80Kcal 炭水化物　7.7 g	エネルギー　80Kcal 炭水化物　7.8 g	エネルギー　38Kcal 炭水化物　6.6 g	エネルギー　65Kcal 炭水化物　0.2 g

（文部科学省：日本食品標準成分表参照）

ほうがカリウムは少ないので，カリウムを多く含む食品，少ない食品を理解しておくとよい．
　カリウムは生野菜や生果物に多く含まれるので，野菜は茹でこぼし，果物は果物缶詰（シロップはカリウムが多いので摂取しない）を利用するなどの工夫が必要であり，個人差が大きいので個々の病状に合わせた食事管理が重要となる．腎臓病は，病態ごとに治療がさまざまなので，食事も一人一人の病態に合わせることが理想である．基本は，エネルギー，たんぱく質，塩分の栄養管理をしっかりすることで腎機能を維持できるようにする．また，カリウム，リン，水分制限が必要な病態もある（表Ⅱ-12，13，図Ⅱ-18）．

表Ⅱ-12　腎臓病がある人への対応

ポイント①：エネルギー摂取のコントロール
　　　　　必要なエネルギーは糖質や脂質で補給し，十分にエネルギーを補給しましょう．
　　　　　　糖質：砂糖，はちみつ，ジャム，ゼリー，でんぷん類（はるさめ，片栗粉など）
　　　　　　脂質：油，バター，生クリーム，マヨネーズなど
ポイント②：たんぱく質摂取のコントロール
　　　　　腎機能に合わせてたんぱく質の摂取制限をする場合があります．たんぱく質を過剰に摂取すると老廃物となる尿酸窒素やクレアチニンなどが増えて腎機能の負担になります．医師の指示量を守りましょう．
ポイント③：塩分摂取のコントロール
　　　　　1日6g未満を基本として，加工品や麺類，汁物に注意しましょう．
　　　　　＊血圧が高めの人への対応（表Ⅱ-8）参照．
ポイント④：カリウム制限のコントロール（1日2,000 mg以下）
　　　　　食品中に含まれるカリウム量を知り，多い食品は控えましょう．
　　　　　生野菜や芋類は水にさらす，茹でこぼすなど下処理でひと手間加えて，カリウム量を減らしましょう．
ポイント⑤：リン制限のコントロール（1日800 mg以下）
　　　　　リンはほとんどの食品に含まれており，特に肉・魚・卵・豆腐・乳製品に多く含まれています．加工品や練り製品にも多く含まれるので注意しましょう．
　　　　　＊食品添加物の「リン酸塩（メタリン酸塩・ポリリン酸塩）として多量に含まれていることもあるので注意が必要です．

表Ⅱ-13　たんぱく質5gの目安量

米・麦類	g	目安	魚介類	g	目安	野菜類	g	目安
おかゆ	450	丼1杯	かまぼこ	40	5mm厚約5枚	だいこん	100	丸1本
ごはん	200	大きめ茶碗1杯	さつま揚げ	40	5×6cm1枚	チンゲンサイ	833	8株
玄米	180	茶碗1杯	いわし	30	小1尾	にんじん	833	6本
もち	120	角もち2個	さんま	30	中1/3尾	レタス	833	約2個
ラーメン（茹）	100	1/2玉	いか	30	足3〜4本,胴なら中1/3杯	かぶ	714	10〜12個
やきそば	100	〃	たこ	30	足約1/2本	トマト	714	5個
そば（茹）	100	〃	あじ	20	1/2尾	はくさい	625	中1/2株
スパゲッティ（茹）	100	〃	かつお	20	刺身用2切れ	ピーマン	556	大6個
ロールパン	50	1½個	べにざけ	20	中切り身1/3	きゅうり	500	5本
ソーメン	50	1束	肉類	g	目安	たまねぎ	500	3個
豆類	g	目安	牛肉	40	薄切り2枚,厚切り1枚	なす	455	8個
絹豆腐	100	1/4丁	卵	40	Sサイズ1個	キャベツ	385	中1/2個
もめん豆腐	80	1/5丁	豚肉	30	薄切り1枚	こまつな	333	1束
生揚げ	50	1/2枚	鶏肉	25	鶏もも皮なし1/2枚	ごぼう	278	1½本
ゆで大豆	30	小皿さっと盛り	乳・乳製品	g	目安	ほうれんそう	227	1束
油揚げ	30	中1枚	牛乳	150	コップ1杯	アスパラ	192	1束
がんもどき	30	大1/3個, 小1個	ヨーグルト	100	小カップ1個	カリフラワー	167	1/2束
納豆	30	ミニ納豆カップ1個	チーズ	22	シートなら1枚,カットなら1切れ			
高野豆腐（乾）	10	約2/3個						

2．避難所での災害（震災）関連死対策を考える

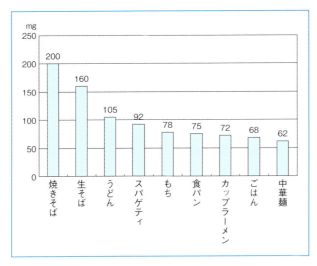

図Ⅱ-18　リン含有量（主食類）

5) まとめ

　食とは，生きていくには欠かせない大事なものである．避難所生活は決して整った環境ではないが，そのようななかでも栄養の知識が少しあればちょっとした工夫や食材の組み合わせ方，選択次第で「食とは人によいこと」となる．食事を安心しておいしく食べることで，次の一歩を踏み出す元気となり，希望をもち生きていくことにつながる．食事にはそんな力があると信じている．

〔引用文献〕
1) 独立行政法人国立健康・栄養研究所，社団法人日本栄養士会：避難生活で生じる健康問題を予防するための栄養食生活について―1．栄養・食生活リーフレットの解説資料．
2) 宮城県保健福祉部健康推進課食育推進班・健康推進班：避難所における食事状況・栄養関連ニーズの調査結果について．2011
3) 独立行政法人国立健康・栄養研究所：「避難所における食事提供の計画・評価のために当面目標とする栄養の参照量」に対応した食品構成例．2011
4) 厚生労働省健康局総務課生活習慣病対策室：避難所における食事提供に関わる適切な栄養管理の実施について．
5) 独立行政法人国立健康・栄養研究所，社団法人日本栄養士会：避難生活で生じる健康問題を予防するための栄養食生活について―4．高齢者リーフレットの解説資料．
6) 中尾俊之：第8版 腎臓病食品交換表――治療食の基準．pp.7-11，医歯薬出版，2008

〔参考文献〕
1) 独立行政法人国立健康・栄養研究所，社団法人日本栄養士会：災害時の栄養・食生活支援マニュアル．2011
2) 公益社団法人日本糖尿病協会ホームページ
3) 迫 和子，下浦佳之，小松龍史：東日本大震災への対応 その1．日本栄養士会雑誌 54（7）：2011
4) 笠岡（坪山）宜代，高田和子，三好美紀，他：東日本大震災への対応 その2．日本栄養士会雑誌 54（10）：2011
5) 腎臓病研究会：慢性腎臓病の食事療法カリウムについて．

（渡邊千恵）

4. 服薬の継続を中心とした慢性疾患をもつ被災者への対応

1) 災害時におけるお薬

　災害時における服薬の継続は，かかりつけ医をはじめとした医療機関や調剤薬局が診療の継続が可能であれば継続される．しかし，医療機関の診療の継続が困難な場合には，薬が被災者の手元からなくなり，服薬の継続が困難な場合が生じる．通常，携帯している常備薬の量は，旅行を予定している場合を除いて，多くの人たちは，2～3日分持っていればよいほうかもしれない．

　2011年（平成23年）3月11日に発生した東日本大震災では，津波により自宅とともに多くの施設が被害にあった．診療録は医療機関の建物とともに流されてしまい，被災者の紹介状もなく処方歴が不明な状況であった．しかし，被災者の多くがお薬手帳を持っていたために，服用薬の確認ができ薬を渡すことが可能であった事例が多くみられた．一方では津波によるお薬手帳の紛失やお薬手帳への記載がされていない，高齢者のなかには自分が服用している薬を理解していないなどの事例もあり，薬を希望する被災者への処方薬の選択に苦慮する場合もあった．その場合には，被災者から，どのような症状で医療機関に通院していたのか，医師からどのような説明を受けていたのか，服用法，薬の剤型，色，大きさなどを聞き，薬の画像などを見てもらいながら服用薬情報を収集した．但し，最近は後発医薬品が増え，画像からの服薬情報の収集も難しくなっている．

2) 災害時の服用医薬品の情報収集とツール

　災害時に服用薬が不足した場合には，いつもと異なった医療施設で処方をされたり，災害救護所や巡回診療により，毎回異なる医師から処方される可能性が大きい．被災者は，病院・診療所または調剤薬局で医薬品を処方箋により調剤してもらうが，それらが十分に機能していない場合には，救護所または巡回診療において処方してもらう．しかし，病院以外ではカルテの準備がされておらず，患者情報の記録と確認が難しいことがある．

　処方してもらう際は，自分が何を服用しているのかを，医師，薬剤師，保健師，看護師などに伝える必要がある．お薬手帳や服用中の薬が手元に残っている場合には，それらを救護所または巡回診療の医療スタッフに伝える．避難先にお薬手帳を携帯していなかった場合は，持参した薬が残っているうちに，薬の名前，規格（成分量）などを控えておくことで，服薬していた薬の情報を伝えることができる．携帯電話やスマートフォンなどで写真を撮っておくことも有効である．さらにアレルギー歴や副作用歴の確認も必要となる．

　お薬手帳には医療機関名，調剤薬局名の記載があり，本人の服用歴のみならず，病名，副作用，アレルギーなどが記載されており，災害時にはカルテの代わりとなる情報源である．また，ここには処方薬だけでなく，OTC医薬品（105頁参照）の使用，血圧，症状なども

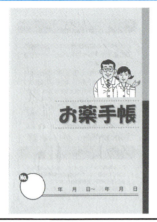
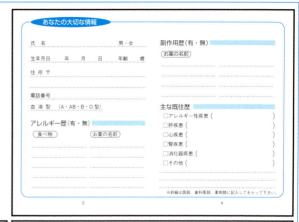
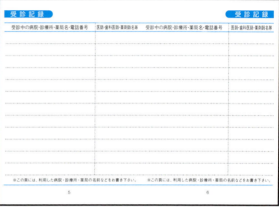

図Ⅱ-19　お薬手帳の一例

記載することで，症状の変化もわかる．したがって，災害時には，お薬手帳は被災者と医療者側の重要な情報ツールとなる（図Ⅱ-19）．

3）災害時の薬の供給方法と管理

　避難所にいる被災者の常用薬やアレルギー，副作用歴などの情報を予め確認をしておくことで，被災者の健康管理に役立ち，さらに医師の診療を円滑に実施するための準備も可能となる．その際，得られた情報とお薬手帳の記載内容の確認をしておくことも必要である．

　避難所に救護所が設置されている場合は，避難所と救護所の導線を考え，医薬品の保管場所も検討する必要があり，医薬品備蓄倉庫は鍵のかかる部屋に設置する（写真Ⅱ-4）．また，トイレなどは感染症の発生も想定して不潔エリアとし，清潔エリアとの区分けをする．

　東日本大震災の際は，地震と津波に見舞われて医療機関の機能も十分でなく，保険証なども携帯できず，通常の法的規制では対応不能となった．その場合，各災害の規模に応じて，災害対応関連の通知が厚生労働省などから発出される．東日本大震災では，被災地における処方箋医薬品の取り扱いについては，平成17年3月30日付薬食発第0330016号厚生労働省

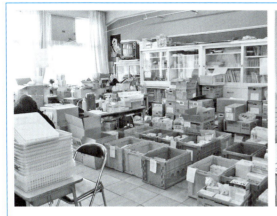
山田町立山田南小学校の場合

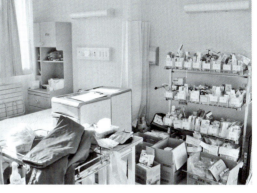
岩手県立山田病院の仮設薬局の場合

写真Ⅱ-4　救護所などでの薬の管理
（写真提供：昭和大学医療救援隊）

　医薬食品局長通知「処方せん医薬品等の取り扱いについて」の1(2)①に示されたように，薬事法（昭和35年法律第145号）第49条第1項の規定における「正当な理由」に該当し，医師などの受診が困難な場合において，患者に対し，必要な処方箋医薬品を販売または授与することが可能であることが，平成23年3月12日厚生労働省医薬食品局総務課事務連絡で通知された．上記1(2)①には，「大規模災害時等において，医師等の受診が困難な場合，又は医師等からの処方せんの交付が困難な場合に，患者に対し，必要な処方せん医薬品を販売する場合」と記載されている．

　また，「東北地方太平洋沖地震における被災者に係る被保険証等の提示について（平成23年3月11日，厚生労働省保険局医療課事務連絡）」，「平成23年東北地方太平洋沖地震及び長野県北部の地震の被災に伴う保険診療関係等の取り扱いについて（平成23年3月15日，厚生労働省保険局医療課・厚生労働省老健局老人保健課事務連絡）」をはじめとして多くの通知が発令された．

4) OTC医薬品の管理

　OTC医薬品とは，Over the Counterの略であり，薬局・ドラッグストアなどで販売されている医薬品である，一般用医薬品をいう（以下，OTC医薬品）．OTC医薬品には，かぜ薬，胃腸薬，ドリンク剤などがあり，自分自身で軽い病気の症状緩和などに使い，健康管理が行える．しかし，すでに他の薬を服用している人や持病のある人，小児，高齢者，アレルギー歴などがある人などは，OTC医薬品を服用する際には注意が必要となる場合もある．そのため，避難所でOTC医薬品を安全に安心して使用するためには，OTC相談カウンターを設置し，薬剤師，保健師などと相談して，例えば，薬剤師，保健師などがいる時間帯で配布するなどの管理方法のルールづくりが望まれる．なお，避難所に，救援物資とともに

表Ⅱ-14　OTC医薬品備蓄リスト

区分	カテゴリー	備考
一般用医薬品，医薬部外品等	総合感冒薬（小児用シロップ剤を含む）	適量
	解熱鎮痛剤	適量
	咳止め	適量
	総合ビタミン剤	適量
	便秘薬	適量
	鼻炎用薬	適量
	総合胃腸薬	適量
	下痢止め（止瀉薬）	適量
	涙液型点眼薬	適量
	うがい薬	適量
	湿布薬	適量
	外用皮膚炎用薬	適量
	殺菌消毒薬	適量
	リップクリーム	適量
	ハンドクリーム	適量
	コンタクトレンズ洗浄剤，保存剤，保存容器	適量

（東京都福祉保健局：災害時における薬剤師班活動マニュアル．平成26年9月より）

OTC医薬品などが配布された場合には，薬剤師を中心に仕分け作業と管理を行う．東京都が作成した，避難所に備蓄したほうがよいOTC医薬品の一覧表を**表Ⅱ-14**に示す．

5）救護所での医薬品の情報共有

　救護所では，限られた医療資源と人材を有効に活用するために，医師の診察前に薬剤師により服薬状況，アレルギー・副作用歴などの情報を収集し，診察医へ伝えることで円滑な診療ができる．その際に，その人の受診目的が何なのかを確認することで，OTC医薬品での対応が可能となることもある．また，災害前に服用していたものと同一の商品名の医薬品が備蓄できているとは限らず，特に後発医薬品の処方が多い現状ではなおさらである．薬剤師は，現状の備蓄薬の情報と代替薬を医師へ伝えるとともに，本人に対しては薬品が変更になった場合には，効果が同じ薬であることを服用方法とともに服薬に対して説明をしなければならない．また，平時と異なり毎回異なった処方薬を受け取る場合もあることを説明する．お薬手帳を利用しての情報収集は有用で，本人より得られた情報を書き込むこと，処方された薬の情報を書き込むことで薬物療法の一元管理が可能となる（**表Ⅱ-15**）．救護所では医薬品の備蓄が十分でないために，投与日数が短期（約7日）で，医薬品の在庫状況からそのつど商品名が異なり，外観が異なる薬が投薬される．そのため人によっては，いつもと異なる名前や外観の薬に不安をもち，服用を躊躇することがある．また，毎回異なった薬をもらうため，何を飲んだらよいかわからなくなり，正しく服用ができなくなる場合もある．

表Ⅱ-15　救護所での医薬品の供給時の情報共有

患者情報	医師への情報	患者への情報 お薬手帳（場合により薬袋を代用）
来院目的 お薬手帳等の有無 常用薬の有無 服用方法 服薬状況 アレルギー歴 副作用状況 薬の効果 避難所での生活 （食事など）	患者情報 代替薬の有無	薬の変更の有無 服薬説明 お薬手帳または薬袋を次回持参する

　例えば，血圧の薬が処方されているのに，血圧が下がらない人のお薬手帳と残薬の確認を確認したところ，飲み忘れがわかり薬の管理方法を本人と一緒に考えた事例もある．この時，お薬手帳に血圧の記録があると降圧薬の適切な服薬へ導くことができる．被災者には，今まで服用していた薬と名前や外観が異なっていても，効果は同じであることや服用の必要性を理解できるように，医療スタッフは十分に服薬説明をする．

　お薬手帳は，被災者と薬剤師だけの情報ツールではない．巡回医療の医療スタッフや保健師，看護師，栄養士，介護士などなど，さまざまな医療職種が被災者の病態や生活状況を把握するためのツールとなる．お薬手帳は，被災者とともに動くため，本人が体の変化をメモ書きしたり，医療関係者が申し送り手段としたり，本人の健康管理として，医療スタッフの申し送りとしてなど，災害時の医療ツールとして大切であることが明らかである．

　なお，災害初期の混乱している時期で，お薬手帳の利用が十分にされない場合には，薬の袋をお薬手帳の代わりとして利用する方法もある．

6）薬物療法の継続をするための避難所での注意

　循環器・呼吸器・糖尿病などの慢性疾患では，薬物療法の継続が適切に行われないことで，症状の悪化が起こることがある．避難所では，トイレの整備や飲料水の供給が十分でないために，水分摂取が不足している場合がある．特に心筋梗塞，脳梗塞などの既往歴がある人は注意が必要である．また，規則正しく十分な食事摂取が困難な場合，特に災害発生初期には，糖尿病のある人は食事量に応じた薬物療法の対応に注意しなければならない．食事が摂れていないのに糖尿病の薬物療法のみを行っていると，低血糖に陥る危険もある．喘息の既往がある場合は，換気の悪い避難所あるいはがれきなどの粉塵により，発作が出現する場合もあるため，マスクの着用も必要となる．被災者は，自分の病態を理解し我慢することなく，症状が出る前に早めに薬を調整することも必要である．また，高齢者や周囲に気を遣う人に対しては，家族だけでなく避難所に避難している被災者や避難所のスタッフ，巡回してくる医療チームなど，周囲が見守る．実際，本人が大丈夫と言っていたために何も対応され

ず厚着をしていたお年寄りに靴下を脱いでもらうと，足がパンパンにむくんでいた事例もある．この人は，避難してから服用薬を飲んでいなかったようであった．

7）フェーズによる薬の供給の違い

(1) 発災直後〜超急性期（72時間まで）

避難所の被災者は自分の置かれている状況に戸惑っていたり，興奮しているために服用薬のことを忘れている場合がある．また，薬がなくても入手方法がわからずに途方に暮れている場合もある．その結果，薬の効果が低下し，病気の症状が現れてくる場合もある．

避難所では薬がなくて困っている人の情報を集め，必要に応じて限られた医薬品からの処方を外部からの医療チームに依頼する場合もある．

医療施設や近隣薬局の情報を収集し，避難所で薬が必要な人々への対応を整えていく必要がある．

(2) 急性期〜亜急性期以降（4日目〜1か月）

医療支援が得られるようになってきたら，医療チームによる服用薬，アレルギー歴の聞きとり，お薬手帳の確認などを進め，救護所での円滑な医師の診察，調剤，服薬指導ができるようにする．また，備蓄薬，OTC医薬品の管理も行う．災害発生初期は，救護所も混乱しておりお薬手帳への情報記載が十分にできない場合がある．その場合には，薬袋を薬歴管理のツールとして利用することも有用な手段である．

(3) 慢性期以降（1か月〜）

急性期から亜急性期，慢性期へとフェーズが変化していくなかで，被災者は1つの避難所にずっといるわけではなく，避難所の統合や閉鎖，環境の問題などで避難所を移動する場合もある．そのような場合，被災者が通う救護所や医療機関も変わっていくので，前述したように処方薬が毎回異なり，また紹介状も整っていない場合には，お薬手帳に記載された内容が，被災者情報として活用され被災者への医療支援が継続される．

災害発生から時間の経過とともに地元の医療機関が再開され，徐々に住民生活も元に戻っていこうとする．医療の提供に関しても，地元の医療機関へ戻していかなければならない．被災地で医療活動をしたチームは，各人の治療や薬物療法が継続できるように申し送る準備をし，撤退の準備をしていく．

〔引用・参考資料〕
1）日本薬剤師会：東日本大震災時におけるお薬手帳の活用事例．平成24年6月
2）東京都福祉保健局：災害時における薬剤師班活動マニュアル．平成26年9月

(峯村純子)

5. 災害時要援護者支援について

1) 自然災害は弱い立場の者をさらに弱くする

これまでの多くの災害現場での医療活動経験から，災害は「弱い立場の人をさらに弱くする」と，私には思えてならない．近年の災害は多様化・広域化し，さらに高齢化が進み高齢の独居生活者も増えている現在，要援護者の対象となる者は増加の一途をたどっている．

命辛々避難し助かった命を避難後に災害関連死などで失うようなことがあってはならない．本稿では避難所内での要援護者支援について考える機会としたい．

2) 避難所における関わり（避難所については第Ⅰ章 4. 参照）

災害発生により建物の破壊や二次災害の防止などの安全上の理由から，指定された避難所（多くは小・中学校）に多くの被災者が集まり，集団生活を余儀なくされる．避難所に避難してきた被災者はこれまで地域の中で生活してきた人々である．発災後，医療支援は救急医療のみに目を向けがちになるが，被災者に衣・食（水）・住そして医療を提供することを忘れてはならない．医療が中心ではなく，生活への支援が優先される．暮らし，安全・安心・安定の確保である．

(1) 要援護者への支援

体育館などを避難所として一時的に利用するが元々生活する場ではない．避難所の中の安全を確保するために，まず避難場所の整備である．

①歩く場所を確保する
②歩く場所に物を置かない
③異常の早期発見・早期対応

など，事故防止のために，まず安全・安心・快適な空間づくりを心がけることが肝要である．そして病気にならないための健康管理である．要援護者の関わりについて，それぞれの特徴を理解することが求められる．

(2) 高齢者への支援

加齢とともに宿命的に心身の機能（老化）が低下し，あらゆる場面で支障をきたす．特に活動力の低下，食事，排泄，清潔などが問題点として挙げられる．

①転倒の予防

〔考えられる問題点〕

年齢が進むと筋力の低下により室内でも，わずかな段差でもつまずき転倒しやすくなる．カーペットなどのしわや角のめくれなどのわずかの段差にも足を取られやすい(**写真Ⅱ-5**)．東京消防庁の発表によると，2014年に日常生活の事故で救急搬送された高齢者のうち転倒事故による搬送は，46,758人と全体の7割を占めている．転倒場所は自宅などの居住場

所が多く，なかでも居間・寝室が多く 17,881 人と目立って多い．玄関・勝手口，廊下・縁側と続く．高齢者の残存機能を見極めながらよく観察し，危険を回避する関わりが求められる．

被災により，さまざまな喪失体験や，さらに「死に対する不安」は高齢者うつの要因にもなる．支援者は孤立させることなく見守ることが重要である．

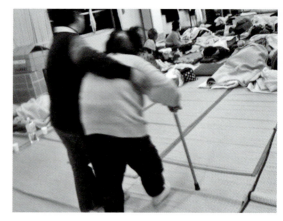

写真Ⅱ-5　高齢者や足腰の不自由な人には危険が多い（ゴザのしわ）

〔避難所での関わりと配慮〕
- ゴザなどを使用している時は，テープなどで床にしっかりと固定する（写真Ⅱ-6）．
- 段差や滑りやすい場所をつくらない．
- トイレや廊下など照明が十分かどうか確認する．
- 夜間はポータブルトイレを準備する．
- 必要時は介助する．
- 周囲の人々の理解を得るために働きかけが必要である．

②誤嚥性肺炎の予防

〔考えられる問題点〕（詳しくは，78 頁参照）
- 避難所生活が長くなり，水不足により口腔内清掃が十分にできず口腔ケアの不備から，口腔内の細菌が増殖し誤嚥性肺炎になりやすくなる．
- 避難所生活が長期化することによる体力の低下．
- 義歯紛失・不調，摂食困難な食事などからの低栄養．
- 精神的ストレスによる免疫力の低下．

上記などは，被災高齢者の誤嚥性肺炎の多発

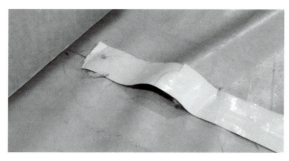
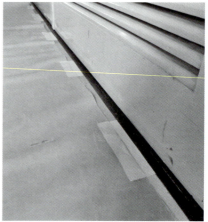

写真Ⅱ-6　転倒の予防

（写真提供：兵庫医科大学　岡崎哲也・道免和久氏）

につながる．

〔避難所での関わりと配慮〕

　高齢者の肺炎は生命に直結する重要な疾患である．医療従事者は被災住民に，「口腔ケアを積極的にすることで肺炎の予防につながる」ということを伝え，口腔内を清潔に保つことを普及させることが重要である．

③脱水の予防

　トイレが汚れていたり，和式のトイレであったりするとトイレに行く回数を減らしたいと思い，水分摂取を少なくすることで脱水状態となる．脱水により血液濃度は濃くなり循環器系の疾患を誘発することにもつながる．

〔考えられる問題点〕

- 高齢者は若者に比べて喉の渇きを自覚しにくい．
- 内服している薬によっては喉が渇きやすくなる．

〔避難所での関わりと配慮〕

- 唇や皮膚の乾燥，皮膚の弾力感の低下，落ちくぼんだ目，活力なくぼんやりしている時には，脱水症状がないかどうかをよく観察する．
- 口から水分を摂取することで口腔内の自浄が高められる．
- 食事の他に水分1 l 摂取を目安に声かけする．
- トイレの利用回数を聞く．但し，頻回に聞くことは嫌がられるので1/1日程度とする．

④皮膚・衛生管理

〔考えられる問題点〕

- 着替えや入浴することなどが面倒になり衛生状態を保てなくなる．
- 皮膚が弱く，皮膚疾患にかかりやすい．

〔避難所での関わりと配慮〕

- 着替えや入浴の状況を観察する．
- 入浴ができない場合は，ウエットティッシュなどを使用して身体を拭く．特に皮膚が重なる部分や陰部などは清潔を保てるようにする．

(3) 障がいのある人への支援

①視覚障がいのある人

〔考えられる問題点〕

- 緊急事態の状況を瞬時に察知することが不可能で被害状況を知ることができない．
- 住み慣れた地域・認知地図が，災害発生後は状況が変わり，いつもどおりの行動ができなくなる．
- 言葉による状況説明が必要である．

〔避難所での関わりと配慮〕

- 避難所内の案内，歩行・行動には介助者が必要である．特にトイレや水道の場所などは確認のために誘導が必要である．

- 白杖を確保する．
- 盲ろう者の通訳・介助員を募集・派遣する．
- 情報伝達を必ず行う．
- わかりやすい言葉でゆっくり繰り返して話す．
- 点字や拡大文字の他，指点字や触手話，指文字，手のひらに書くなど，複数の手段を組み合わせてコミュニケーションを図り，情報提供を行う．
- トイレなどは壁伝いに行けるような場所に設置することが望ましい．音や物に触れるなど認知できるように支援する．
- 周囲の人々の理解を得るために働きかけが必要である．

②聴覚障がいのある人

〔考えられる問題点〕
- 音声による情報を得ることが困難である．
- 中途失聴症の人は，周りの人々に病状を理解されにくい（話すことはできるが相手の話すことは聞こえない，または聞こえにくい）．

〔避難所での関わりと配慮〕
- 盲ろう者の通訳・介助者，手話通訳者や要約筆記者に協力を求める．
- 伝達事項は，筆談で知らせる．
- その人の正面に立ち，ゆっくりと大きく口を開けて相手に読み取れるようにする．
- 掲示板，ファックス，Eメールを活用した情報提供を行う．
- 文字放送専用テレビを避難所内に設置できるようにする．
- 周囲の人々の理解を得るために働きかけが必要である．

③言語障がいのある人

〔考えられる問題点〕
- 緊急時でも自分の状況を言葉（会話）で伝えることが難しい．

〔避難所での関わりと配慮〕
- 伝達事項は，筆談で知らせる．
- 手話通訳者や要約筆記者に協力を求める．
- 周囲の人々の理解を得るために働きかけが必要である．

④肢体不自由のある人

〔考えられる問題点〕
- 自力での歩行や素早い避難行動などが困難である．
- 車いすやステッキなどの補助用具が必要である．

〔避難所での関わりと配慮〕
- 車いすが通れる通路を確保する．
- 車いす用のトイレを設置する．
- 空気入れやパンク修理などのメンテナンスキットを準備する．

- 周囲の人々の理解を得るために働きかけが必要である．

⑤知的障がいのある人

〔考えられる問題点〕
- 緊急事態などの認識や急な環境の変化についていけずに精神的な動揺がみられ，気持ちが混乱して落ち着かない．
- 集団生活になじめない．

〔避難所での関わりと配慮〕
- 何が起きたのか理解できるようにゆっくりと短い言葉で，時には絵や写真などを用いて説明する．
- 日常の支援者・家族などが同伴するなどして安全な場所に誘導し，気持ちが落ち着けるように配慮する．

⑥精神障がいのある人

〔考えられる問題点〕
- 緊急事態などの認識や急な環境の変化についていけずに精神的な動揺が見られ，気持ちが混乱して落ち着かない．
- 集団生活になじめない．
- 継続した服薬が必要である．
- 医療機関による支援が必要となる場合がある．
- 孤立させない，施設の仲間・家族と一緒に生活できるよう配慮する．
- 服薬している薬の名前と量を把握する．

(4) 慢性疾患（内部障がい）のある人への支援

①呼吸器に障がいのある人
- 呼吸器の疾患で在宅酸素療法（Home Oxygen Therapy：HOT）を受けている人は，酸素濃縮器や携帯用酸素ボンベが必要である．
- 周囲の人々の理解を得るために働きかけが必要である．
- 在宅酸素療法を受けている人のなかには1〜2日間くらいは酸素を利用しなくても心配のない人もいる．

②腎臓に障がいのある人（詳しくは，97頁参照）
- 避難所では，細かな食事管理まではできないことが予想される．
- 人工透析をしている人には食事・水・薬の管理が重要であり，特殊食品の準備が重要なため，管理栄養士に相談するなど連携が必要である．

③膀胱・直腸に障がいのある人
- 排泄管理，食事，水分管理などについて適切なケアが必要となる．特に人工肛門（以下，ストマ）を装着している人は，避難生活時のストマケアや健康管理について医療者の支援を必要とする．
- 避難所にストマケアや導尿できるなどの空間があるか，プライバシーは守られるかを

確認し，可能であれば個室が望ましい．

④糖尿病のある人（詳しくは，97頁参照）

　避難所では，国や自治体から支給される食事は，菓子パン・インスタント食品・おにぎりなど炭水化物や揚げ物などカロリーの高い物が圧倒的に多く，野菜などは少ないため，食品構成・栄養の偏りが著明である．さらに，支援者が作った食事に対して，せっかく作ってもらった食事を残すのは失礼・申しわけないと思い，全部食べることになる．

　また，活動する範囲も狭く運動不足になりやすい．

・避難所で支給される食事が多いような時は"残してもよい"という「残す勇気」を伝え，声かけをする．
・普段食べている食事量に調整して食べる．
・飲料水の確保も糖尿病療養中の人にとっては大変重要である．衛生保持はもちろん，水分不足による高血糖防止のために，水は必ず確保することや適度な運動の声かけが重要である．
・限られた食品をどの程度の量・頻度に分けて，何と一緒に食べるとよいか，飲み薬やインスリンで薬物療法を行っている人にはどう工夫するとよいか，可能であれば主治医や担当栄養士に，被災した場合を想定した食事コントロールについて事前に相談することを勧める．

　内部障がいのある人は，治療食が必要とされていたり，既往歴や合併症も多い．また，薬について正しく理解されてなかったり・管理が不十分なこと（人）もある．

・避難時に薬や使用している物品などを持って来られたか
・本人がどこまで疾患のことを理解しているか
・既往歴や合併症，どのような薬を飲んでいるのか，薬の不足はないか

などについて医師・薬剤師・栄養士などと相談し，現在の状態を悪くしないように支援することが重要である．

(5) 妊産婦

　日常の生活では特に支障なく生活できていた妊婦も，被災後は特別な配慮が必要とされる．したがって，福祉避難所に避難することが望ましい．

　吉田穂波[1]は「ローリスクの妊婦さんはいても，ノーリスクの妊婦さんは1人もいない．また妊娠中の女性は我慢強く，医師の前ではあまり不満を言いません」と述べている．

〔考えられる問題〕

・水分・繊維質の食事が摂れずに妊娠中の女性は特に便秘になりやすい．
・痔になりやすい．
・なかなか入浴ができないなど皮膚清潔が保てないため皮膚掻痒症になりやすい．
・長期間冷たく固い床で寝泊りしていて腰痛になりやすい．
・感冒様症状になりやすい．

〔適切な質問の仕方〕

　吉田穂波[1]は,「マイナートラブルが妊婦さんの日常生活に与えるインパクトは,ある意味メジャートラブルよりも大きいぐらいだと思っています.しかし,身体にかなりのストレスがかかっていても,『病気というわけではないから』と我慢してしまう妊婦さんが多いのです.妊娠は病気でないからと少々具合が悪くとも訴えることを遠慮・我慢し自ら語ろうとしない.体調は如何ですか？と聞いても,大丈夫ですと答える.そこで,質問の仕方はオープン・クエスチョンよりクローズ・クエスチョン（YES/NO）の方が答えやすい.

　　例えば,
- 便秘していませんか,お通じは何日おきですか
- お風呂には入れていますか,どこかかゆい所はありませんか
- 赤ちゃんはよく動いていますか
- 眠れていますか.妊娠していない時を100点満点とすると,今は何点くらいですか」

と述べている.

〔注意したほうがよい訴え（症状）〕

妊婦：腹痛・腹部の張り,出血（膣）,胎児の動きが少なくなった,むくみ（浮腫）,便秘,　普段と違うおりもの（帯下）

産婦：悪露（出血）の急な増量,傷の痛み,発熱,痛み,母乳分泌量の低下,精神的に落ち　着かない（イライラする,やる気が起きない）,疲れやすい,不眠,食欲低下

〔避難所での関わりと配慮〕
- 集団生活でのストレスなどによるこころ・行動・言動の変化に配慮する.
- 身体の清潔,保温,栄養のバランスなどの健康面に配慮する.
- 話しかけることやスキンシップを図るなど孤立させない.
- プライベートな空間を確保する.安心して着替えやおむつ交換,授乳ができるように配慮する.
- 周囲の人々の理解を得るために働きかけが必要である.

　支援者として避難所で生活をしている妊産婦さんの置かれている立場・環境を理解し,関わることが重要である.

(6) 乳幼児・小児への支援

　災害を体験した子どもの変化,心身に与える影響は大きく,過度な恐怖を体験した子どもにはさまざまな反応がみられるが,これは正常な反応でもある.

①退行現象

　年齢不相応な甘え方をしたり,我儘になったり,赤ちゃんがえり,夜尿症,幼児語,べたべたと甘えるなどがみられる.

②多彩な身体症状

　手足が動かなくなる,意識消失,夜尿,発熱,腹痛,食欲不振,過食,嘔気・嘔吐,夜泣き,元気がない,遊びたがらない,集中力がなくなるなどの症状がみられる.

③自傷行為

　過度の罪悪感や無力感から落ち込み自分自身を叩く，傷つけるなどの行為がみられる．

④突然のパニック

　現実にはないことを言い出したりする．

　子どもでは，幼児期・学童期・思春期と発達段階により症状に変化がみられ，年齢別にみた反応の特徴がある．

〔例①〕

　年少の子どもほど退行や不安が早くから出現する．年長の子どもは苛立ち，落ち着きのなさ，不登校や学業不振といった問題が出現する場合がある．

〔子どもへの関わりと配慮〕

①安心感を与える

- 1人にしないように，家族で一緒に食事をしたり，遊んだりする．
- 温かい言葉や態度で関わり，抱きしめる，十分なスキンシップをとることが大切である．子どもは言葉がなくても人の温かさや温もりを直接感じとることで，安心感と幸せな気持ちになる．
- 心身に起こるさまざまな症状は決して異常なことではなく，怖い体験をすれば誰にでも起こりやすくまた起きても不思議なことではない．悲しみ，怒り，不安を感じるのは普通のことと伝える．
- 自分を責めている子どもには，あなたが悪いのではないと話す．「頑張って」「我慢して」ではなく，混乱している内容を整理し，楽しかった時の思い出を語り，「守ってあげるよ」「大丈夫だよ」と話しかける．
- 苦しい思い出や不安が何なのかをしっかりと確認し，ごまかしたり一般化したりしないで，子どもが同じことを何度も質問してきても丁寧に答える．

②子どもの気持ちを受け止める

- 目線を合わせ，目を見て合づちを打ちながら話を遮らないでしっかりと聞く．無理に聞き出さない．

③活動の場を与える

- 子どもは言語化が不十分なため，大人に比べると，症状の把握が難しい場合がある．
- 子どもは遊ぶことがこころの表出につながると言われている．子どものペースに合わせてスポーツなど友だちとのコミュニケーションの場に参加させる（写真Ⅱ-7）．お絵かき，作文などで自由に気持ちを表現させる．
- 子どもでも大人でも人の役に立っているという感情は，気持ちを前向きにさせるので負担にならない程度の手伝いをさせる．

④大人への配慮

- 支援者として大人へのケアも忘れずに行う．労いの言葉がけや「お子さんを見ていますので，その間ゆっくり休んでください」という両親や大人への気遣いは大切である．

- 現実の体験を客観視することができる大人と違い，子どもは衝撃を主観的に受け止めてしまうために，その影響が深刻になる．大人が不安を抱えたまま子どもに接していると子どもの不安は強くなったり，大人を安心させるために自分の不安や恐怖を抑え込んでしまうことがあり，結果として悪循環につながる．

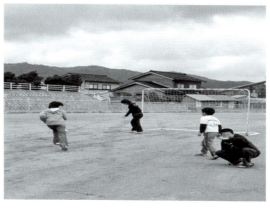

写真Ⅱ-7　子どもへの配慮——活動の場を与える

④気をつけて観察すること

乳児：発熱，下痢，食欲低下，表情が乏しい，夜泣き，寝つきが悪い，音に敏感（おびえる），補乳力の低下，脱水などがみられる．

幼児：脱水，退行現象，自傷行為，食欲低下，無気力，爪かみ，夜尿，落ち着きがないなどがみられる．

声かけなどを行い，外見上では判断できない身体的問題を早い段階で把握する．

(7) 外国人に対する支援

①通訳を確保する

- 避難所内の掲示板を利用し，語学ボランティアを募集する．
- 避難所開設時の早い時期に行う．
- 避難所利用の際に，特技や資格について記入してもらい必要に応じて協力を得る．

②習慣の違い

文化の違いなど，日本では常識・当たり前のようなことでも，国が違えば考え方も違い当たり前でない場合もある．

例えば宗教では，イスラム教の場合，宗教上，食事制限がある．豚肉・アルコール類の飲食は禁止されている．厳格な信者はたとえ豚肉を盛りつけた後のお皿でも使わない．みりんにはアルコールが入っているため，みりんを使った料理は食べられない（食べない）．さらに，祈りの時間や回数，場所も重要である．

これらを避難所内で対応することは難しいが，宗教が生活には不可欠である人もいるということ，文化は違っていて当たり前ということは知っておくべきである．

③言葉

難しい言葉は使わず言い回しには気をつけ，易しい言葉でゆっくりと話す．時にはイラストで描くことで，相手に伝えることが可能となる場合もある．よく使われる言葉を挙げ，多言語化して避難所内に掲示する（写真Ⅱ-8）．

(8) 生活不活発病（廃用症候群）の予防

2007年（平成19年）には，「災害後にともなう生活環境・生活様式の激変により生活不

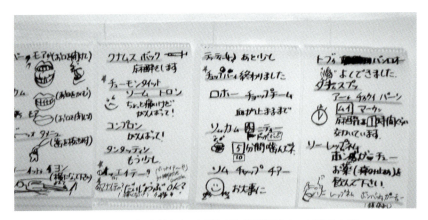

写真Ⅱ-8　よく使われる言語は多言語化して掲示する

活発病（廃用症候群）が多発し，それが在宅者より避難所生活者でさらに高齢になるほど，また地震前から既になんらかの生活機能の低下が起こっていた者ほど著明であることが明らかになった」と発表されている[2]．

　支援者が過多，人の往来が多い，煩雑，何かしたいけどできない，動けないから動かないとなり，その結果，心身の機能が低下し生活不活発病となる．その原因として次のようなことが考えられる．

①環境の変化
- 避難所内に通路が確保されておらず歩きにくい（シートがでこぼこ）．
- つかまるものがないので立ち上がりにくい．

②動く機会が少なくなる
- 自宅での役割（家事，掃除など）がなくなった．
- 地域でのつきあいや行事がなくなった．
  →2007年（平成19年）3月の石川県能登半島地震では，高齢の女性が「朝市に行けなくなった，楽しみにがなくなった」と，ほとんど横になっていた．

③遠慮
- 動くと，家族から「危ないから」と，また，「周りの人に迷惑だから動かないで」と行動を抑制される．
- 「災害時に散歩や趣味やスポーツをするなんて」と周りの人に思われそうである．
- ボランティアが「自分たちがやりますから」といろいろとやってくれるので何もせずにいられる．
  →できることもすべて支援されることから筋力が低下する．

(9) 自立への支援・ケアの特殊性

　自らの残存能力を最大限に活用しようとする要援護者を支援する支援者の立場としては，支援しすぎないことが大切なことである．関わりや配慮とは，要援護者の生活環境や心身の

状況を踏まえ，専門的な知識と技術に支えられたものでなければならない．援助しすぎることで依存心が生まれることから，支援とは「要援護者にすべてのことを手助けすること」ではない（詳しくは63頁参照）．

■ミルトン・メイヤロフの"ケア"の定義
　ケアとは，
・他者の成長を助けることである．
・援助することで，相手をいつまでも援助の必要なレベルにとめていたのでは「成長を助けること」にはならない．
・真のケアは，援助される側だけでなく，援助する側の「成長」にもつながる．
　成長とは，
・よりよく自己決定ができることであり，その決定の結果に喜んで責任をもてるようになることである．
・十分にできることは本人にしてもらうことが基本である．
・やや難しいことは少しずつ自分でできるように援助する．
・無理なことは誰かが代行するか，諦めてもらう．
（ミルトン・メイヤロフ（著），田村　真（訳）：ケアの本質―生きることの意味，ゆみる出版．1987年より一部改変）

■避難所でのトリアージの必要性
　これまでの著者の避難所での関わりの経験から言えることの1つに，避難所生活は特に要援護者に優しくない場であるということである．避難所内の場所の確保でも，弱い立場の者は声に出せずに我慢をしなければならない苦痛な場所にいることが多い．皆被災後ではあるが，要支援を必要とする人々の身体的状態などを優先して関わる必要がある．國井[3]は要援護者のトリアージについて，
　・障害者手帳を所持しているか
　・福祉サービスを利用しているか
　・通院加療をしているか
　・福祉サービスを利用していなくても，普段から特別な支援を必要としているか
　・トイレや移動について配慮が必要なことはあるか
　・食べ物や水などについての配慮が必要なことはあるか
　・周囲の人に説明した方がよいことはあるか
　・どのように手伝えば生活が送りやすくなるのか
などを確認することが必要であると紹介している．
【福祉避難所への移動】（詳細は第Ⅰ章5．48頁参照）
　前述の要援護者は，自分が支援してほしい内容を口に出して説明することが困難であり，

急に状態が悪くなることも予想される．したがって，その領域の専門的知識のある人や医療関係機関と連絡・連携の支援体制をつくることが重要である．時には，福祉避難所および医療機関への移送が必要となる．

　避難所での関わりとは，医療施設のように患者・疾患・個人を看る臨床的視点ではなく，健康者・疾病を抱えた健康者全体を看る社会医学的視点で関わることが重要である．病気になった人の回復への支援を行うのではなく，病気にならない保健予防活動を主に考えることが肝要である．

〔引用・参考文献〕
1) 吉田穂波：被災地での妊婦さんケア―3つのキーポイント．日経メディカル，2011
   https://medical.nikkeibp.co.jp/leaf/all/blog/yoshida/201104/519443.html&pr=1
2) 厚生労働科学特別研究事業平成19年度高齢被災者に対する生活機能低下（廃用症候群）予防等プログラムの実施及び評価等に関する標準手法に関する研究．2007
3) 國井　修：災害時の公衆衛生―私たちにできること．南山堂，2012
4) 独立行政法人国立病院機構釜石病院看護部（編），土肥　守（著）：避難所 Nursing Note―災害時看護心得帳．メディカ出版，2011
5) 日本心身健康科学会：心身健康科学 11（1）：hP30，2015
6) 奥寺　敬，山﨑達枝（監）：災害時のヘルスプロモーション(2)―減災に向けた施設内教育研修・訓練プログラム．荘道社，2007

（山﨑達枝）

6．避難所の保健室――排泄の問題を中心に

1）震災当日

　3月11日―その日，振替休日で自宅にいた私は，波に追われるようにしてぎりぎりのところで津波から逃れ，高台から自宅が全壊するのを見た．その夜から，地区で避難所として指定されている小学校に避難することとなった．ライフラインが途絶えた異様な静けさのなか，時折プロパンガスが爆発する音がして火事が発生し，真っ赤に燃えている光景を何か別の世界のことのように見ていた．
　外出中だった高校生と中学生の2人の子どもや両親，親戚とも連絡がとれず，体を動かす気力もなかった．
　夕方，薄暗くなった頃，数人の地域の人たちの「腕を骨折しているようだ」「服が濡れている」と叫んでいる声が聞こえた．
　津波から救出された高齢の女性が，全身ずぶぬれになって壊れたドアのようなものに乗せられていた．私はとっさに，「看護師です．濡れた服を脱がせましょう．毛布があるはずです」と声を出していた．

「濡れた服のままでは低体温症の危険がある」と判断して服を脱がせようとすると，数人の女性が「手伝います．どうすればいいか指示してください」と駆け寄ってきた．

その女性は自家発電がある介護老人保健施設へ運ばれることになった．私は，骨折している腕を毛布でくるみ，保持するように支えながら寄り添い，町役場の職員が運転する軽トラックの荷台に乗り込んだ．同じ時間帯に避難所の別の教室では，運び込まれた当初は話をしていながら，服が濡れたままで横たえられていた人が亡くなっていたことを，帰ってきてから知った．その人の側にいた義母が私を探していたとのことだった．

こうして被災者である自分自身を奮い立たせるようにして，看護師としての避難所での活動が始まった．

2）看護チームの立ち上げ

一夜が明けて，目にした光景は信じられないものだった．多くの家々が破壊され町はグレー1色，橋が落ちてレールがなくなり，線路が途絶えている．

私の住んでいる地区は，過去の津波でも何度か被災しており，毎年3月に町民参加の避難訓練を実施していた．毛布や米なども備蓄し炊き出しの訓練も行っていたので，町内会長を本部長としてすぐに避難所が立ち上がった．しかし，今回の災害は想定をはるかに超えて甚大なものとなったため，200人程度を予想していた避難所に，その3～4倍もの被災者が避難してきていた．

あまりにも非現実的な光景を目の当たりにして立ち上がる気力もなくなり，「なぜ私がここにいるの？」と自問自答していた．

大勢の被災者を目の当たりにして「何もないここで今，新たな病人が発生したら看護師として何ができるのか」と，ふと頭に浮かんできたが，怖くてとても言葉にはできなかった．まだインフルエンザが流行していた時期であり，この避難所に感染者が数人いれば蔓延する危険性が大きい．途方にくれていた時に，元の同僚である大槌病院の鈴木久美子さんに出会った．鈴木さんも「大変なことになる．何か自分たちにできることをしなければ」と，同じ気持ちになっていた．鈴木さんがさらに2人の看護師を探し出し，4人が集合した．

職員玄関の狭いスペースを拠点に活動することを，避難所の運営本部に申し出て許可され，「避難所の保健室」を立ち上げることになった．

3）「避難所の保健室」での活動

私たちは目標を「救助が来るまでの数日間，今ここにいる避難者の状況を悪化させずに維持すること」に決めた．そこで実践したことは以下のとおりである．

(1) 避難者の状況を把握し状況の変化に速やかに対応できるようにする

疾患をもつ人と日常生活に介助が必要な人を把握するために呼びかけたところ，高血圧，糖尿病などの慢性疾患のある人，人工透析を受けている人，在宅酸素療法が必要な人，オストメイト（人工肛門・人工膀胱保有者）らの情報が寄せられた．

避難する時に薬を自宅に置いてきてしまい，不安を訴える人が多かったことから，内服薬の聞き取りを行うと長蛇の列ができた．半日がかりで聞き取りしたメモをもとに，町役場の職員が動いて，被災していない町の調剤薬局で薬を調達した．お薬手帳で確認できる人たちに2〜3日分ではあるが薬を渡すことができた．

　朝のミーティング時には，本部から発言の場をいただき，発熱など体調が悪い人は申し出ること，何か困ったことがあれば「避難所の保健室」でいつでも相談に応じる旨を発信した．人工透析を受けている人は搬送してもらえるように交渉し，在宅酸素療法が必要な人には相談して酸素ボンベ内の酸素の消費を抑えるために，動くときに酸素を使用するように指導した．薬を持っていない高血圧や糖尿病のある人には，「大丈夫ですか」と声をかけた．

　寝たきりの避難者が数人おり，保健室に受け入れた．2人1組となって定期的にオムツ交換に回ったが，食事も水も十分ではないため，脱水状態に陥っていたのか尿量は少なかった．硬い床に薄い敷物を敷いて横になっているため，3日目に褥瘡が発生してしまったことがあり，限界を感じたこともあったが，幸いにも重症につながることはなかった．

(2) 衛生面の管理

　断水で下水処理施設も破壊されていた．断水に伴い手洗いができない状況下では，感染症が発生した場合，容易に拡大することが予想された．そこで手洗いの励行と排泄の管理に焦点をあてて取り組んだ．

①手洗い励行

　水道が使用できないので，近くの湧水が小川となって流れているところでペットボトルに水を汲み，トイレの前に置いて流水で手洗いをするように説明した．この地域に住む高齢者が，「この湧水は昔，飲み水にしていた」と話していたことを聞き，手洗いには十分と判断した．

　水汲みは中学生の役割とした．中学生たちはペットボトルの水が切れるとすぐに補充するなど，活き活きと役割を遂行した．また，朝のミーティング時に流水での手洗いの必要性を何度も説明し，避難者の理解を求めた．さらに，食品用のラップフィルムを集め，可能なかぎりおにぎりや食べ物を包んで渡すなど，素手では食べないように説明した．

②排泄の管理

　水洗トイレが使用できなくなったため，校庭の隅にある汲み取り式和式トイレを使用することになった．しかし，校庭を横断する距離と建物を出入りする際の段差は，高齢者にとって負担が大きいと感じた．もともと障害があったり，足取りが不安な高齢者が多くいた．また，最後の力を振り絞って必死に坂道を駆け上がり避難した人たちのなかには，膝や足の痛みを訴えて起き上がれなくなる人たちもおり，トイレの移動に介助を要する状態となった人たちもいた．

　そこで，自宅が無事だった被災者に，ポータブルトイレの提供を呼びかけた．

　体育館の中は，多くの避難者で歩く隙間もないほどであったので，転倒防止や夜間の使用を考慮し，出入り口近くの体育館の用具室にポータブルトイレコーナーを設置した（**写真**

Ⅱ-9）．

プライバシーを守るためにポータブルトイレ一据ごとに跳び箱などで目隠しをし，仕切りを作った．トイレまでの歩行介助は家族が行ったが，一人暮らしの人には症状がよくなるまで，私たちがお手伝いをした．使用は歩行が困難な高齢者に限定し，協力を得た．

歩行可能な人は校庭の隅にあるトイレを使用することにしたが，停電のために暗く，鍵も十分なものではな

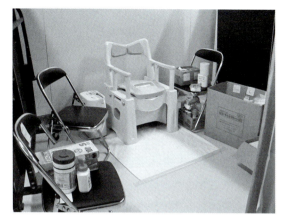

写真Ⅱ-9　ポータブルトイレコーナー
（写真提供：山﨑達枝氏）

かったので，防犯の点からも女性は2人1組みで行動し，1人が懐中電灯でトイレの個室内を照らしながら使用することにした．

トイレがすぐにいっぱいにならないように，詰まらないように個室内に袋を準備して，使用済みの紙はその中に入れるなどのルールを決めた．

排泄は人が生きていくために必要不可欠なものである．しかし，排泄は不潔なもの，恥ずかしいものとして個々のプライベートな領域でもある．場所，プライバシー，臭気など，人の尊厳に関わる多くの留意点をもっている．トイレが汚れていては感染症の危険の他に，避難者の精神的不安が増すと考えられた．また，トイレを利用するのを我慢することや水分の摂取を抑えることがあっては，脱水状態を引き起こし体調管理にも大きく影響する．そこで夜明けとともに，私たちはポータブルトイレの処理をした．

調理班が使用した使い捨て手袋を払い下げてもらい再利用し，ただ黙々とトイレの掃除をした．数日が過ぎたとき，「掃除は私たちがしますから看護師さんにしかできないことをしてください」と若いお母さんたちが，トイレの掃除やポータブルトイレの処理などの役割の負担を申し出てくれた．この清掃は簡易式の水洗トイレが設置された後も続いた．

4）活動を振り返って

薬はなく，救急車を呼ぶこともできない環境のなかで看護師としてできることは，避難している皆さんに不安を与えないように「大丈夫ですよ」と声をかけながら，状態を観察することしかなかった．避難所には適さないとされる学校で，毎日人数が変化し最大で800人の被災者を受け入れた状況のなかで，食中毒やインフルエンザが発生しなかったことに私たちは安堵した．

避難所の状況を把握していたことで，後日医療チームの支援が入った際に速やかに状況を報告することができた．無我夢中で行ったことではあったが，避難所の中で看護職の仲間に出会い，共に活動できたことは幸運だった．看護師としてナイチンゲールの提言に基づ

き，「生命力の消耗を最小減にする」ということを胸に，ただただ動いていたように思う．

今回，この文章をまとめるにあたり，忘れようとしていたさまざまな想いがあふれてきた．辛い作業ではあったが，このように，私たちの活動を振り返る機会をいただいたことに深く感謝したい．

（小国紀子）

7．トイレと法律

1）トイレに関する法律を学ぶ意義とは何か

第1に，トイレに関する法制度の仕組みを学習することによって，現行法規に従って何ができて何ができないかを知り，より効果的にトイレの課題に対処することができることである．

第2に，トイレに関する法律を学習することによって，現行法規で実施されていない課題でも，国や自治体に現行法規の運用を改善させることによって課題への対処が実現できることである．

2）避難所のトイレの問題点

(1) 問題点

①上水が流れないためにトイレが便であふれて使用できない．
②上水の復旧につれて生活排水が破損した下水管に流入して，マンホールから下水があふれ出る．
③仮設トイレを設置したが「工事現場用」であり，災害対応しておらず使いにくい．
　すなわち，ⅰ夜間，冬季，雨天では屋外に行くのが大変である，ⅱ和式が多くしゃがむことが困難な人は使えない，ⅲ汲み取り式は汚物が見え臭気が強い，ⅳ照明がなく夜間使用しにくい，ⅴ不安定で余震などで転倒しやすい，ⅵトイレが揺れることによる臭気が酷い，ⅶ段差が大きくてバリアフリーではない，ⅷ狭くて介助者が介助できない，ⅸプライバシー保護が不十分である．

(2) 問題点が及ぼす健康問題

避難所のトイレが安心して使用できないと避難者は水分や食事を控えることになる．食事を控えると体力・抵抗力の低下によって，インフルエンザなどの感染症の罹患，高齢者の衰弱・体調不良，慢性疾患の増悪が生じる．また，水分を控えると，脱水症状，膀胱炎，尿路感染症，急性肺血栓塞栓症（エコノミークラス症候群），東日本大震災では高齢者は肺炎に罹患した．さらに，汚染されたトイレは感染症の温床となる．このように，トイレの問題は生理的なものだけでなく被災者の命に関わる最重大問題なのである．

3）法律上の問題

そこで，上記課題に対処するために，以下の法律問題が生じ得る．

（1）トイレの使用方法のルールをつくる場合

上水が確保できない場合，トイレは山盛りになって使用できなくなる．そこで，既存の水洗トイレの便器にビニール袋を置き，その上に新聞紙を敷いて排泄するという方法が用いられることがある．このような方法を確立・周知し，また，交代でトイレを清掃するなどについて法律の定めがあるだろうか．

（2）グランドの土を掘ってし尿を埋める場合

東日本大震災でのアンケートでは，仮設トイレの到着が3日以内だった避難所は34％にすぎない．仮設トイレが避難所に来るまでの自助として，避難所が学校などの場合，（1）のし尿をグランドに穴を掘って埋めることがある．このような行為は法律に違反しないだろうか．

（3）し尿をゴミとしてゴミ袋に入れて収集させる場合

通常は下水道が復旧する前にゴミの収集が回復する．そこで，し尿をゴミ袋に入れてゴミとして回収させることがある．清掃車が圧縮する時に袋が破裂するなど，酷いことが起こり望ましい方法ではない．このような行為は法律に違反しないだろうか．

（4）下水管が破損していたのに上水を使用して汚水をあふれさせた場合

下水道が復旧する前に，上水道は復旧しなくてもプールの水をトイレに使うなどして上水を使用してしまい，下水をマンホールからあふれさせてしまうことがある．これは法律違反だろうか．

（5）マンホールのふたを開けて用を足す場合

避難所に仮設トイレが設置されてもその汲み取りが必要である．阪神・淡路大震災では，仮設トイレの汲み取りについて，バキュームカーがほとんどなく（神戸市の下水道普及率人口比97％），道路が寸断されて困難だった．市民がマンホールを開けて目隠しを張りトイレとして使用したが，これが法律に違反するだろうか．

（6）道路に仮設トイレを設置する場合

避難所が学校以外で庭がない場合，仮設トイレを道路に設置することが考えられる．道路の使用は車両の妨げになるが法律に違反するだろうか．

（7）災害時に大量の仮設トイレを調達する方法

災害時は一度に大量の仮設トイレが必要となる．被災した自治体が円滑に調達するための特別の法律はあるのだろうか．

（8）仮設トイレにバリアフリーや照明などを設置する方法

前述のとおり，仮設トイレは工事現場用で災害に対応しておらずさまざまな問題がある．バリアフリーや照明などを付けた仮設トイレの設置を自治体に求める法的な根拠があるだろうか．

4）法律の体系

法律の体系では，憲法が最も効力が強い．基本的人権を保障する国の最高法規だからである．憲法の次に効力が強いのが法律である．国民主権主義のもとで，国民の代表者である国会が制定するルールだからである．次に効力が強いのが，法律の委任による委任命令，法律を執行するための執行命令である．ともに行政機関（省庁）が制定する．次に効力があるのが行政行為であり，行政機関が制定する通知，通達，行政計画などである．このように，法律の体系は，憲法→法律→命令→行政行為のピラミッド型の体系をなしている．災害では例えば，災害対策基本法（法律）→災害対策基本法施行令（命令）→防災基本計画（行政行為）などの型式で制定される．

5）憲法

憲法では，生命・自由及び幸福追求に対する国民の権利は保障されている（第13条）．被災者が被災状態から脱することは，幸福追求権によって保障されている．また，すべて国民は健康で文化的な最低限度の生活を営む権利を有する（第25条1項）．この権利に対応して国は社会福祉，社会保障，公衆衛生の向上増進に努める義務を負う（同条2項）．避難所のトイレも憲法によって被災者の生存権として保障されており，国は社会保障として履行の義務を負う．但し，この権利は抽象的権利であり，憲法に基づいて国民が裁判所に訴えることができる権利（具体的権利）ではない．

6）災害対策基本法

(1) 災害対策基本法に基づいた防災基本計画

国土・国民の生命，身体，財産を災害から保護するために災害対策基本法が制定されている．同法に基づいて，国は防災基本計画を作成する（第34条1項）．この防災基本計画に基づいて都道府県は，都道府県地域防災計画を作成し（第40条1項），市町村は，この都道府県地域防災計画に従って市町村地域防災計画を作成する（第42条1項）．このように，災害対策基本法を頂点にして，行政行為である，国の防災基本計画→都道府県の都道府県地域防災計画→市町村の市町村地域防災計画というピラミッド型の体系がつくられている．

(2) 避難所のトイレ

避難所のトイレに関しては，災害対策基本法は，市町村長等は，災害が発生したときは，法令又は防災計画の定めるところにより，遅滞なく，避難所を供与するとともに，当該避難所の良好な居住性の確保に努めなければならないと定める（第86条の6）．

(3) 国の防災基本計画

災害対策基本法を受けて，国の防災基本計画は，①自治体は，指定避難所において，仮設トイレ等のほか，洋式トイレなど，要配慮者にも配慮した施設・設備の整備に努める，②自治体は，トイレの設置状況の把握等に努め，必要な対策を講じる，③避難の長期化等必要に

応じて，し尿の処理状況など，避難者の健康状態や避難所の衛生状態の把握に努め，必要な措置を講ずるように努める，と定めている．

(4) 東京都地域防災計画

東京都地域防災計画は防災基本計画を受けて，区市町村は，①避難所における，仮設トイレ等のほか，洋式トイレなど，高齢者，障害者，乳幼児，妊産婦等の災害時要援護者にも配慮した必要な施設・設備の整備に努める，②仮設トイレなどの設置体制・維持管理方法等に関するマニュアルを作成する，③発災後3日目までは，し尿収集車による収集を要しない災害用トイレを活用し，対応する，④発災後4日目からは，し尿収集車による収集が可能な災害用トイレを含めて確保し対応する，⑤トイレの使用方法など，避難住民への衛生管理上の留意事項を周知すると定める，と定めている．

(5) 西東京市地域防災計画

西東京市地域防災計画は，東京都地域防災計画を受けて，①仮設トイレ等のほか，洋式トイレ等高齢者，障害者，乳幼児，妊婦等の災害時要援護者にも配慮した設備の整備に努める，②仮設トイレ等の設置体制・維持管理方法に関するマニュアルを用意する，③避難所の運営代表者は，避難者との協力によりトイレ，ゴミ置き等の清掃体制を確立すると定める．

(6) 被災者支援の体制

災害の応急対応の第1次的責任は市町村が負い，市町村長は被災者に対する救助や応急措置を行う（第62条）．災害の現場に最も近く，正確な情報が入り的確柔軟な対応ができるからである．都道府県は，市町村の事務・業務の実施を助け，総合調整を行う責務を負う（第4条），すなわち市町村の後方支援を行う．国は，市町村・都道府県等の事務業務の実施の推進と，総合調整を行う（第3条）．すなわち，市町村・都道府県のさらなる後方支援を行う．したがって，避難所のトイレに関しては市町村が実施主体となる．

7) 災害救助法

(1) 救助に要する費用

市町村が主体となるにしても費用が問題となる．災害救助法は，救助の実施に要する費用は都道府県が支弁する（第18条1項）．但し，救助に要する費用が100万円以上になるとき，その額の都道府県の普通税収入見込額に応じ，国が負担する（第21条）．おおむね1割を自治体，9割を国が負担する．そこで，災害救助法の適用がないと自治体が全額負担することになり，自治体の実施を躊躇させることになるので災害救助法の適用があるか否かが重大なのである．

(2) 救助の実施

災害救助法では，都道府県知事は，救助を実施することができるとしている（第23条1項）（実は災害対策基本法が市町村とすることと矛盾している）．避難所のトイレに関わる救助は，「避難所の供与」（1号）に含まれることになる．

(3) 適用のグレード

災害対策基本法の適用がある場合のグレードには，一般基準と特別基準がある．一般基準は内閣総理大臣が定める基準に従い都道府県知事が定める基準である（グレードは極めて低い）．特別基準は一般基準によっては，都道府県知事が内閣総理大臣と協議して同意を得た基準である（グレードはやや高い）．すなわち自治体の担当者が被災者のために内閣府の担当者に掛け合ってグレードアップした基準である．例えば，避難所については，パーテーション，冷暖房，仮設洗濯場・風呂・シャワー・トイレの設置が特別基準である．グレードアップの方法は，①被災者のニーズを把握する，②過去の災害の特別基準を調査する，③特別基準にするように内閣府に①②を挙げて説得する，という方法で行うのである．

8）各問題と法律

前述の設問は現行法からすれば以下のように考えられる．

(1) トイレの使用方法のルールの制定は法律で定まっているか

前述のとおり地域防災計画では，「区市町村はトイレの使用方法など，避難住民への衛生管理上の留意事項を周知する」「避難所の運営代表者は，避難者との協力によりトイレ，ゴミ置き等の清掃体制を確立する」と定めている．なお，災害看護の活動は単に医療の供給だけでなく，被災者の生活のケアを行うことに拡大しており，快適な生活への支援も行っている．すなわち，災害看護には，衛生管理・健康管理だけでなく，トイレについての清掃・使用方法指導，ルールづくり・共同管理の支援，感染症予防の指導なども期待されているのである．

(2) グランドの土を掘ってし尿を埋めることは法律に反しないか

法律上特に規制はなく，上記（1）を実現するために行わざるを得ない場合もある．所有者（公立学校であれば自治体など）が撤去を請求することは法的に可能であるが，実際は行わないと思われる．

(3) し尿をゴミとしてゴミ袋に入れて収集させることは法律に反しないか

法律上直ちに違反するものではない．但し，廃棄物の処理及び清掃に関する法律では，市町村が一般廃棄物処理計画を策定することになっており，同計画では，液体，便はゴミ袋に入れて収集させることを禁止している場合がある．前述の地域防災計画にあるとおり，衛生管理上の問題として自治体は行政計画によって禁止されていることを周知すべきであろう．

(4) 下水管が破損していたのに上水を使用して汚水をあふれさせたら法律に反しないか

法律に違反するものではない．しかし，衛生管理上の問題として自治体は汚水があふれる可能性を周知し，水の使用方法についてルールを確立すべきであろう．

(5) マンホールのふたを開けて用を足すことは法律に違反しないか

違反しない．阪神・淡路大震災の後，神戸市は前述の市民のアイデアを生かし，業者とともに，災害時に仮設トイレのし尿を直接下水に流すシステム（公共下水道接続型仮設トイレ）を開発して普及させている．

(6) 道路に仮設トイレを設置することは法律に反しないか

前述のとおり，地域防災計画により自治体は，仮設トイレの整備に努める義務がある．そこで，道路法第32条，道路法施行令第7条による道路管理者の使用許可を得て設置することになる．例えば，公団の管理する道路に市が仮設トイレを設置する場合，公団の市に対する占有許可を受けるのである．占有料の免除などの許可条件を付けてもらうことになる．

(7) 災害時に大量の仮設トイレを調達するための法律はあるか

法律はない．しかし，地域防災計画にあるとおり自治体は，必要な設備として仮設トイレの整備に努める義務がある．そこで，平常時から仮設トイレなどの供給・協力に関する協定を自治体が事業者と締結している場合がある．

(8) 仮設トイレにバリアフリーや照明などの設置を要請する根拠法令は何か

仮設トイレにバリアフリーや照明を設置することは災害救助法の特別基準に該当する．そこで前述のとおり，①ニーズを把握して多数の不都合な事例を収集する，②過去の災害のトイレのバリアフリーや照明設置の例を調査する，③事実や先例に基づいて内閣府担当者を説得するという手順になる．看護師は被災者のニーズを最も把握しているので，自治体職員が①〜③の手続きを行うことと連携してサポートすると運用を変えることが可能となる．

（永井幸寿）

8. 避難所内のゴミの管理

災害時の避難所などでは，集団生活が始まればゴミも大量に発生する．言うまでもなく，この時注意すべきは衛生上の配慮であるが，ゴミをうまく処理することは簡単ではない．災害は人的被害だけではなく，電気，水道，ガス，下水などのライフラインをも破壊する．そして，時間とともに食料，上下水道，医薬品，生活用品などにも支障が起こる．

「ゴミ」とは，法律的には「不要物」と定義されている．生活のなかで不要になったものをゴミといい，避難所では特に，各個人が工夫してゴミの量を減らすことを考えることが大切である．

しかし，当然のことながらゴミのなかでも排泄物だけは，抑制することも制限することもできない．このように減らすことのできないゴミもある．本稿では，「避難所内のゴミ」について考えたい．

1) ゴミとは

被災すると，身の回りのものは大部分がゴミに見えてくる．大切なものでも，汚れたり壊れたりすればゴミになってしまうが，よく見るとまだ使えるとか，これだけはとっておきたい，など個人の意向も生じてくる．しかし，感染症や放射能，化学物質による災害のように生活圏にそれが入り込んでしまった可能性がある場合などは，危険性の排除という観点か

ら，個人の意向は別にして，適正に取り扱わなければならない．

　通常の生活ではゴミの日に指定の袋に入れて指定場所に出しておけば，行政がゴミを収集して処分してくれる．しかし，災害時はゴミ収集車が走れず，ゴミを集められない．このような状況が続くのである．ゴミ処理とは集めることだけではない．通常は，集めたら焼却処理が施されるが，この焼却処理も災害時は滞ってしまう．「ゴミ」が有害性のあるものに汚染されれば有害物となり，やがて伝播を繰り返して人に感染し，発病に至る場合もある．集団生活において大切なことは，個々人が危険性を理解しておくことも重要なポイントである．したがって，避難所の運営・管理に関わるスタッフは，その危険性に対するリスク回避としての予防・制御について，取り扱いの指導・周知に努めることが大切である．それはまた，自己防衛の術にもつながる．

2）ゴミを減らすためには

　前述のとおり，災害時などではゴミの収集も停滞し，いつ回収されるかも予想がつかない状況になるので，限られた保管場所でいかに長く，多くのゴミを一時的に保管しなければならないかという状況を多少なりとも経験することになる．ゴミは生活規模に正比例的に増え，活動が大きくなれば，ゴミもそれだけ増える．

(1) ゴミの減容化

　ゴミの量の単位は"重量（kg）"で計算される．ゴミは軽いものや重いものが複合するため，ゴミ処理施設などは「見かけ比重：0.3」という係数を採用して設計されている．$1\ m^3$ あたり 300 kg を目標とし，45 l 袋なら 15 kg が理想的な量（kg）である．つまり，ゴミを袋に詰める時，できるだけ折ったり，畳んだり，切ったり，水切りしたりして，「見かけ」を小さくするだけでゴミの密度は高くなり，体積が小さくなる．これを「減容化」という．したがって，ゴミの出し方を工夫すれば，生活を制限しなくても 1/3 程度の減容化（体積：m^3）が可能である．

(2) ゴミの出し方

　ゴミの減容化は，ゴミ収集時の運搬効率に大きく影響するため，以下に上手なゴミの出し方を数例紹介する．

　①ポリ袋の場合，十分に空気を押し出して縛って 2/3 程度の量になるようにするとよい．これは片手で持つことができ，ポリ袋が破けず安全なスタイルでもある．ゴミを両手で持つと鋭利なものが飛び出している時，けがをする危険性がある．

　②ペットボトルは潰したり，紙箱は壊したり，また厨芥類（濡れゴミ）を混ぜて袋詰めにすれば，体積は小さくなり，同じ袋に多くの量を詰めることができる．ゴミ処理分別ルールではどれも燃やしてよいゴミ（可燃ゴミ）である．

　③ゴミの体積を減らすことができれば，保管場所に多くのゴミを保管でき，少ないゴミ収集車で多くのゴミを効率よく回収できる．

　このようにゴミの減容化は，ゴミの保管・回収・運搬の効率を向上させるので，避難所の

ように限られた保管場所に，より多く，より長い時間，ゴミを保管するためには欠くことのできない配慮である．この他，微生物学的二次感染源として配慮が必要なものに，「紙オムツ」「生理用ナプキン」などの介護・衛生用品などの取り扱いがある．とりわけ「便」は，清掃法のカテゴリーでは一般廃棄物（可燃ゴミ）である．「便」の取り扱いは，下水道対応となるため基本的には，「便」（汚泥物）と「紙オムツ」（プラスチック類）などの用品を分別することが求められるが，付着物として混在する場合は何れも可燃ゴミとして認知されている．災害現場では，その対応（分別）もままならない状況が予想できるので，分別については，二次感染源として有害なものと生活圏を遮断する手段（個別包装「くるりんぱ」など）に重点をおき，公衆衛生の確保を優先すべきである．

3）ゴミのリスク

清掃従事者の立場で言えば，ゴミ処理とは「丸腰で地雷原を目隠しで歩かされているようなものである」ということになる．

「丸腰」とは，危険に対して無知（情報が得られない場合が多々ある）である．「地雷原」とは，どこにあるかわからない．「目隠し」とは，見えない．「歩く」とは，作業しなければならないということで，ゴミ処理とはこのようなサバイバル的な仕事である．

微生物汚染や放射能汚染，また化学的な汚染であっても受けるリスクの機会は同じである．公開はされなかったが，昭和50年頃の東京都衛生局の調べによると，医療従事者の院内感染リスクは，高い順に外科医，歯科医，看護師，清掃担当者，検査技師という報告もある．放射能汚染物の焼却では放射性物質が濃縮され，リスクが高くなる．化学物質などでは個々には無害のものであっても，熱を与えることや複合物同士の反応により有害化する危険性もある．これらの危険性に対するリスク回避という観点から言えば，「とりあえずの安全な保管」が大切な一項になる．

4）保管・保存

ゴミには湿気，栄養，微生物が共存するので，時間の経過とともに腐敗・発酵し，温度が上がり，長時間の放置により微生物が増え，虫も発生する．化学的には匂いも生じ，カビ類は20℃前後でも発育する．放射能被曝では，α線，β線，γ線，中性子線，X線などが複合するので，γ線量値だけでの判断は肝心なところが欠ける「画竜点睛を欠く」の如しである．放射能汚染物質は汚染物を集めることで局所的に放射性物質の密度が高くなり，それに伴って放射線量（Gy）が高騰し，生命への影響も増大すると考えるべきである．

(1) ゴミの保管について

危険性が潜在するゴミは，基本的には生活域から離して保管しなければならない．衛生的観点から病原体を封じ込め（隔離），生活者に接しないようにするという配慮が必要になる．特に食中毒を起こす微生物は常在しており，もし，容器が途中で破けたりすれば，増えた微生物や毒素なるものに触れて感染し，発病に至る場合もある．

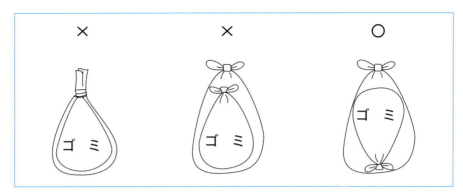

図Ⅱ-20　ハイリスクなゴミの包装（二重パック）

　ゴミを所定の集積所に集める時も，囲いなどを設けて生活圏と区別（遮断）することが大切である．保管状態が悪ければ病原体が漏れて周辺に流れ出したり，それが乾いて埃に付着して風に乗り拡散したりする．したがって，遮断も重要な配慮である．

(2) 保存方法について

　保存方法として「二重パック」の仕方を紹介する（図Ⅱ-20）．

　汚染源は，微生物でも放射性物質でも物理的には有形の物質である．そして，いずれも自ら自走することはなく，多くの場合，水や埃などの物を介して移動して伝播（伝染）し，汚染・感染が成立するので，保存ではできるだけ「漏えいリスク」を低減させる配慮が必要である．とりわけ「ハイリスクなゴミ」の包装は，

①袋の口を締め，その上からさらに袋を被せる．
②被せた袋をひっくり返して，中袋の締め口と正反対の位置で外側の袋の口を締める．

　この方法は微生物学で汎用されるコンタミネーション防止の基本的手技でもあり，都立病院では，院内感染防止用品として二重構造の汚物袋"くるりんぱ"（くるりんぱ社製）が15年以上採用されている．

　また，ゴミ置き場の設置場所は，万一漏れても地下浸透しないようにブルーシートなどで床面養生をつくることや，ゴミを迅速に収集するために収集車が入りやすく，置き場に横付けできるように設置することが有効である．さらに，回収後の消毒・清掃は，衛生環境の保持に欠くことができない．物である以上，「洗う」ことで除染も可能である．

　ゴミの隔離では，水を通さないポリ袋に入れて個々に隔離することが有効な手段である．感染リスクが最も高い操作は，ゴミ袋の口を最後に縛る時である．

5) 危険物の毒性・リスクについて

(1) 有害微生物に対する対応

　明治30年，わが国に「伝染病予防法」が制定された．その後，いくつかの法令が付け加えられたが，1998年（平成10年）10月2日に「感染症の予防及び感染症の患者に対する医療に関する法律」として大きく改められ，危険性に鑑みて，第1類感染症，同第2類，同第

表Ⅱ-16 病原微生物の危険度分類基準

危険度	感染症名	定義
危険度1	カンジダ症など	多量に扱っても，実験室感染の可能性がほとんどなく，実習およびモニタリングに特に適している病原体などで危険度2aに属するものを除く
危険度2a	インフルエンザ，腸管毒産生セレウス菌，アニサキス虫など	実習室感染の可能性がほとんどなく，仮に感染しても発病の可能性が非常に少ないもの
危険度2b	肝炎，ムンプス，コロナウイルス，日本脳炎，デング熱など	普通の微生物学的操作手順で実験室感染を防ぐことが概ね可能であり，仮に感染しても発病の可能性が非常に少ないもの
危険度3a	結核，出血性大腸菌，コロラドチック熱，LCM（リンパ球性脈絡髄膜炎），ヘルペスなど	以下のいずれかに該当する病原体など ①実験室内の機会は比較的多いが，感染した場合も軽症にとまるもの ②日本国内に常在し，成人の多くが免疫を有するため，実験室感染の可能性は少ないが，感染した場合，重症になる可能性のあるもの
危険度3b	リケッチア類，マイコプラズマ類など	以下のいずれかに該当する病原体など ①実験室感染の機会が比較的多く，感染した場合，重症になる可能性があるもの ②有効な予防法により，実験室感染を防ぎ得るが，感染した場合，重症になる可能性があり，しかも，日本国内に常在しないもの ③実験室感染の可能性はほとんどなく，通常の微生物学的操作手順で実験室感染を確実に防ぎ得るが，仮に感染した場合には致命的になる可能性のあるもの
危険度4	ラッサ熱，エボラ出血熱，クリミア・コンゴ出血熱，マールブルグ病など	実験室感染の機会が多く，感染した場合，重症で致命的になる可能性があり，有効な予防法に欠くもの（第1類感染症）

※「実験室」を病室内・診療室内・避難所内などに読み換えて解釈すること

(国立予防衛生研究所：病原体等安全管理規定（案），1978年より)

3類，同第4類，指定感染症，新生感染症，疑似症患者，無症状病原体などに分類された．

微生物学的有害性を示すものとして「危険度」がある．ここでは，国立予防衛生研究所・CDC（Centers for Disease Control and Prevention：アメリカ疾病予防管理センター）のマニュアルをもとに説明する．

また，感染性廃棄物についての取り扱いでは，表Ⅱ-16の基準を参考にして取り扱う必要がある．従事者は状況を迅速に把握し，その危険度に見合った対応が求められる．

災害ゴミは新鮮かつ濃厚な有害物の汚染物かもしれない．したがって，その有害性について知っておくことは従事者として必要である．病原微生物の危険度分類基準は表Ⅱ-16のように定義されており，危険度によっては，分別や包装以外に室内気圧を変化させることで漏えいを防止している．例えば手術室は陽圧，感染病室は陰圧などの配慮がそれである．

(2) 放射能汚染物に対する対応

放射性物質汚染物（土壌なども）を一時的に保管する場合，通常はポリエチレン製の袋などに収納（隔離）されているが，遮蔽できるのはα線だけである．白い作業衣（タイベック）は，α線（粒子）くらいしか防護できない．β線，γ線には無効である．地上に放置すれば，太陽の紫外線や放射線により著しく劣化を起こす．少なくともポリプロピレン製袋の

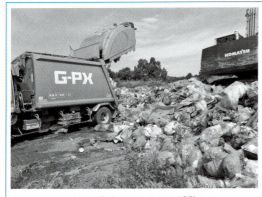
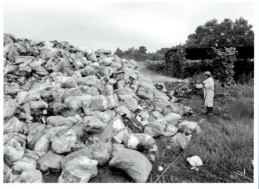

a：ゴミ収集車はたえまなく活動した　　b：集められたゴミの除菌と除臭

写真Ⅱ-10　災害時のゴミ処理状況（平成27年10月の常総市の例）

ほうが耐久性は期待できる．いずれにしても穴を掘って袋ごと埋めるか，50 cm以上の覆土を行うことで，とりあえず封じ込めを行うことは必要である．

　放射能汚染ゴミなどを扱う場合は，線量当量（Sv/h）を知ることも大切であるが，さらに滞在時間を記録する（放射能原因物からの距離と時間を記録する）ことも重要な健康管理項目となる（核燃料物質等取扱業務では記録を義務としている）．

　微生物汚染，放射能汚染，化学物質を原因とする汚染物（ゴミ）の扱いは，それぞれ手法に違いがあっても，隔離と封じ込めは，初動操作として同じ重要な対応手段である．

6）おわりに

　災害とゴミの問題は，各種各様なものである．復興事業においても，最初から最後まで携わらねばならない職務であるため，被災者，支援者，行政などなどの理解と協力があれば，ゴミ処理はより円滑に，迅速に遂行できることをお伝えする．

　最後に，2015年（平成27年）の常総市における水害の時の市内ゴミの状況を紹介する．**写真Ⅱ-10**のように災害ゴミは分別することができず，一瞬のうちに多量のゴミが集積所に集められる．そこでは除臭・殺菌が重要であり，消毒は防疫の初動作業として大切な役割である．

〔引用・参考文献〕
1) 岩田和夫：微生物によるバイオハザードとその対策．ソフトサイエンス社，1980
2) 東京都新たな感染症対策委員会（監）：東京都感染症マニュアル2009．東京都福祉保健局，2009
3) Monica. B. Paler（著），中村毅志夫（訳）：院内感染対策のすべて．HBJ出版局，1989
4) 中央労働災害防止協会（編）：核燃料物質等取扱業務特別教育テキスト―核燃料施設編．中央労働災害防止協会，2008
5) 古矢光正：特別教育テキスト―病原微生物の危険度分類検索早見表．

（古矢光正）

放射能汚染物に対する対応

　放射能汚染については種々の単位が使用されているので，目的に沿って理解する必要がある．

①ベクレル（Bq）

　放射能の量の単位である．放射能とは，物質が放射線を出す能力のことで，ある放射性物質の中で1秒間に崩壊する原子の数で表され，1ベクレルとは，1秒間に1個の原子が放射性崩壊することを意味する．表面密度としては面積（cm^2）あたり，空気中であれば体積（cm^3）で表される．

②グレイ（Gy）

　吸収線量の単位である．吸収線量とは，電離放射線が照射され，物質に吸収された際に，その物質の1kgあたりに吸収されたエネルギー量を意味する．

　すなわち，1グレイ（Gy）とは，物質1kgあたり1ジュール（J）のエネルギー吸収があったことを意味する．

　1ジュール（J）＝0.23868×10^{-3} kcalである．

　つまり，受けたエネルギー（熱量）が高くなれば，いずれは火傷を受けるということである．

③シーベルト（Sv）

　線量当量の単位である．同じ吸収線量（グレイ）を受け，同じだけの放射線のエネルギーを吸収したとしても，その放射線の種類や特性によって生物学的効果（影響）が異なる．つまり，同じ量を受けても，個体あるいはその部位により影響が違うので，当量という概念が設けられた．

　放射線の種類には，α（アルファー）線，β（ベーター）線，γ（ガンマー）線，中性子線，X線などがある．多くの場合，γ線（Svで示される）の計測値で危険度を判断しているが，γ線に比べてα線では20倍，中性子線では10倍のエネルギー量が異なる．β線，X線，γ線は1倍である．同じだけの吸収線量（Gy）を人体に受けた場合，例えば，中性子線ならX線，γ線の10倍の生体影響を受けることを意味する．つまり，線質によって影響が異なるということになる．

　放射性物質の中でα線，β線，中性子線は粒子として有形のものが存在するが，γ線やX線は電離線で無形のものである．

　これらの状況を測定把握することが，避難する場合に重要なポイントとなるだろう．

γ線のみならず，α線，β線などの測定情報も重要になってくる．ちなみに，セシウムはγ線だけではなく，β線も発していることを知っておきたい．

「線量当量（Sv）＝吸収線量（Gy）×線質係数」の式の関係は，以下のとおりである．

線質係数は，X線・γ線は1倍，β線も1倍，中性子線は10倍，さらにα線の場合その影響は20倍となる．

放射線業務従事者の線量当量（Sv/h）の管理基準値

被曝区分	被曝限度	管理目標値
実行線量当量	50 mSv/年	40 mSv/年
水晶体	150 mSv/年	120 mSv/年
皮膚	500 mSv/年	400 mSv/年
上記以外	500 mSv/年	400 mSv/年
女子のお腹	13 mSv/3月	6.5 mSv/3月
妊娠中のお腹	10 mSv/出産まで	5 mSv

放射線事故などでやむを得ず緊急作業に従事する場合の実行線量当量（受けた全量）は，「100 mSv/緊急作業時間」を超えてはならないとされている〔中央労働災害防止協会（編）：核燃料物質等取扱業務テキスト―核燃料施設編．中央労働災害防止協会，2008年より〕．

一般人については1 mSv/年〔計測値（μSv/h）×24h×365日＝被曝量〕と日本では定められている．つまり，放射線被曝の影響は被曝時間により累積するということである．被曝を受けた時間や距離によって影響が累積すると考えなければならない．

一般的には対象物から1 m離れた場所で1時間当たり（μSv/h）の量として測定されている．また，自らの生活時間の記録も必要である．

（古矢光正）

こころのケア

第Ⅲ章

1. 被災者へのこころのケア

1. 子どもへの関わり

1) こころのケア

　災害などの危機的な出来事に遭遇したことで起こる，心身の健康に関する多様な問題を予防すること，あるいはその回復を援助する活動を「こころのケア」と呼ぶ．「心のケア」と表記する団体も多いが，ここでは「こころのケア」とする．

　こころのケアについては，1995年（平成7年）の阪神・淡路大震災の頃から注目されるようになり，東日本大震災においても，さまざまな団体が活動した．

　ここでは，こころのケアについての一般論を述べ，それから子どものケアについて述べたい．

　海外での精神保健のテキストなどでは，精神・心理的支援（こころのケア）を必要とする重症度を4つの階層に分けている（**図Ⅲ-1a**）．三角形の底辺をなす「基本的サービスと安全への社会的配慮」レベルは，生きていくうえでの基本的ニーズが満たされれば回復していくレベルである．下から2番目は，周囲のコミュニティーと家族への支援を行うことで回復に向かうことのできるレベル，下から3番目はこころのケアについての短期講習

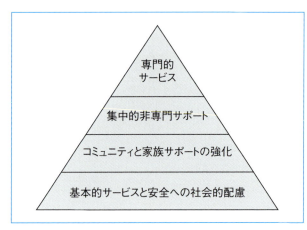

図Ⅲ-1a　災害・紛争時などにおける精神保健・心理社会的支援の介入ピラミッド
（WHO：災害・紛争時等緊急時における精神保健・社会的支援に関するIASCガイドライン，2007年より）

を受けた医療チームなどが対応するレベルである．頂点をなす「専門的サービス」を必要とするグループは，最も重症で，精神科医などによる専門的な対応を必要とするレベルである．

わが国では，基本的サービス・安全は，長期にわたり損なわれていることは考えにくく，図Ⅲ-1aの下の2つを1つにまとめ「一般の被災者」レベルとし，他を「見守り必要」レベル，「疾患」レベルと名づけ，全体を3つに分けている（図Ⅲ-1b）．

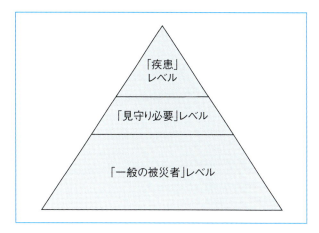

図Ⅲ-1b　こころのケアにおける3段階のレベル
(内閣府：被災者のこころのケア―都道府県対応ガイドライン，2012年より)

これを用いると，各階層を担う支援者・被災者を想定しやすいので，ここでは，図Ⅲ-1bに従って説明していきたい．

まず，「一般の被災者」レベルである．実際の災害では最も多く，図Ⅲ-1bでも，最も面積の多い三角形の底辺に対応している．悲惨な災害に対して動揺してはいるが，大多数の被災者は自分自身の回復力（レジリエンス）をもっている．①水や食料などの，生きるうえでの基本的なニーズが満たされていること，②生活支援や情報提供などにより心理的安心感を自覚すること，さらに，③地域のコミュニティーとつながっているという実感を得られること，により回復していく，と考えられている．

このレベルの被災者に対する支援者となるのは，地域住民自身・地域のリーダー・民生委員・学校とその教員や保健師などである．行政側からの情報提供や生活再建の支援，避難所においては喫茶・足湯スペースの設置などによるコミュニティー形成の支援などが有用とされる．

避難所では，保健師などのスクリーニング（**表Ⅲ-1**）にて，「一般の被災者」レベルより上のレベルに相当する被災者を見い出す必要がある．

東日本大震災では，多くの「こころのケア」チームが被災地を訪れたが，統制がとれていなかったために，同じ質問を何回もされたりして，「こころのケアチームはお断り」と宣言した避難所もあった．今後は，被災都道府県にこころのケア対策会議を立ち上げ，行政・精神医療機関を中心として，支援される側（ハイリスク者のリスト作成などのニーズの把握，情報の一元化）が最も重要と考えられている．

次は「見守り必要」レベルで，図Ⅲ-1bでは中間の階層にあたる．家族の死亡などにより悲嘆が強い・独居など，継続した見守りが必要な被災者である．ケアを行わないと「疾患」レベルに移行する可能性が高く，傾聴などを通じて，医療の必要性を判断する．こころのケアに関する短期の訓練〔日本赤十字社のこころのケア・PFA（サイコロジカルファースト

表Ⅲ-1 スクリーニング用チェックリスト

	非常に	明らかに	多少	なし
落ち着かない・じっとできない				
話がまとまらない・行動がちぐはぐ				
ぼんやりしている・反応がない				
怖がっている・おびえている				
泣いている・悲しんでいる				
不安そうである・心配している				
動悸・息苦しい・震えがある				
興奮している・声が大きい				
災害発生以降，眠れていない				

今回の災害前に，何らかの大きな事故・災害の被害を経験したことがある	はい　いいえ
今回の災害によって，家族に不明・死亡・重症者がでている	はい　いいえ
治療が中断し，薬がなくなっている（身体の病気を含む） （病名：　　　　　　　　　　　　）（薬品名：　　　　　　　　　　　　　）	はい　いいえ
災害弱者（高齢者・乳幼児・障がい者・傷病者・日本語の通じにくい者）である	はい　いいえ
家族に災害弱者がいる	はい　いいえ

（内閣府：被災者のこころのケア―都道府県対応ガイドライン，2012年より）

エイド）など〕を受けた医療チーム・保健師・臨床心理士・精神保健福祉士などがこの階層の支援者として想定される．

頂点にあたるのは「疾患」レベルで，被災により精神科医療が必要となった被災者および発災前から精神科医療を受けていた被災者に対する診療が想定される．精神科医を含む医療班〔災害派遣精神医療チーム（Disaster Psychiatric Assistance Team：DPAT）など〕が対応する．

わが国の，広い意味での「こころのケア」チームには，看護師や臨床心理士からなるもの（臨床心理士会・日本赤十字社など）や精神科医を含むもの（DPAT・国立病院機構など）など，チームによって構成メンバーが異なることがある．前述のこころのケア対策会議において，チームごとに対応可能なケアレベルを明確にし，役割分担を行う必要がある．また，災害初期においては，保健師などのマンパワーが足りないこと，「こころのケア」を前面に打ち出すことを敬遠する被災者も多いことなどから，一般的な医療チームが持つスキルの1つとしてPFAを普及させていくことで，「一般の被災者」レベル，「見守り必要」レベルまで，対応していこうとする動きもある．

2）子どものこころのケア

子どもの場合も，「一般の被災者」「見守り必要」「疾患」の3つのレベルに分けて考えると理解しやすいが，大人とは異なる点も多い．特に年少の被災者は，起きた出来事を十分に

理解できない，自分の気持ちなどを言葉に表すことができない，周囲の保護者を通した情報しか把握できない，などがあり，スクリーニングには注意が必要である．一般的に年齢が低いほど，周囲に敏感で反応を起こしやすいが，適切な反応により改善しやすいとされる．

以下に，年齢別の反応などについて述べる．

(1) 幼児期の子どものこころのケア

幼児期の子どもたちでは，起きた出来事を十分に理解できないが，今までの安全であった世界が変わったと感じている．安全であることを確認するために，親・保護者に対する依存度が高くなる．指しゃぶり，おもらし，夜尿，夜泣き，甘えん坊になる，保護者から離れなくなる，赤ちゃん言葉を使うなどの退行現象（赤ちゃん返り）を起こすことが多くみられる．それ以外にも，急に体を硬くする，ぐずったりして扱いにくくなる，無口になる，表情が乏しくなる，元気がなくなる，今までどおりに遊ばなくなる，眠ることや1人になることを怖がる，などの情緒的反応がみられることもある．これらに対しては，子どもに安心感をもたせることが重要である．スキンシップを普段以上にもち，一緒の時間をなるべく多くする，夜は必ず一緒に寝る，子どもの話には何度でも耳を傾ける，「大丈夫だよ」と言葉に出して伝える，などが大切である．また，下痢や便秘，食欲不振などの生理的な反応を示すこともあるが，できるだけ睡眠や食事などの日常生活は，今までどおりの規則正しいものとなるようにする．

これらは正常の反応で，周囲の大人が落ち着いて受け止めることで，ほとんどは時間の経過とともに落ち着いていくことを保護者に伝えることも必要である．逆に，保護者が「見守り必要」・「疾患」レベルの子どもたちには，注意深い観察が必要になる．

この年代では，こころの外傷体験を再現するような，いわゆる「ごっこ遊び」をすることがある．明らかに異常な態度がみられなければ，ぬいぐるみ・積み木などを用意して，子どもの体験を表現することに役立てることもよいとされる．遊びながら，顔がこわばり緊張して，楽しそうではない様子があれば，専門家に相談する．

(2) 学童期の子どものこころのケア

学童期の子どもたち，特に低学年では，身の回りのことができなくなる，指しゃぶりがみられることがある．子どもに対して赤ちゃん返りを笑ったりせず，そのまま受け止める．成長とともに学校や友人などの比重が大きくなり，友人関係がうまくいかない，学校においては集中力・学力の低下などが問題となることがある．嘔気・嘔吐・頭痛などの生理的反応や，いらいらするなどの情緒的な反応もみられることがある．幼児期に対するのと同様に，話には何度でも耳を傾けるなど安心・安全感をもたせるようにすることが重要である．日常生活も，できるだけ規則正しくするようにする．学校が再開する前に，安心して友達と遊べるような時間や場所を，できるだけ早期に与えることは，子どもの回復力を増すと考えられている．

(3) 中高生の子どものこころのケア

中高生の子どもでは，大人とほとんど変わらない反応がみられる．元気がなくなり，それ

まで元気だった子どもがひきこもりがちになったり，大人と同じように「うつ」的になったりする．

　自分の無力さに悩む，家族や仲間から孤立するなどの情緒的反応もみられるが，自分の属しているコミュニティーは，友人からさらに地域へと広がっていることを理解できる年齢であるので，スポーツやボランティア活動などを通じて，地域のコミュニティーに属している，という感覚をもたせる，などの対策が必要である．

　さらに，支援されることの無力感・恥ずかしさ，生きていることの（犠牲者への）罪悪感などを自覚することもある．これらに対しては，普通の感情であることを伝え，自分のできることからやるようにすすめる．

　すべての年齢において，症状の訴えが激しい，パニックを起こして日常生活に支障がある，食事が摂れない，自傷行為がある，など周囲の大人が対応できない場合は，「疾患」レベルであると考えられるのですぐに専門家に相談することが必要である（**表Ⅲ-2**）．

表Ⅲ-2　子どものトラウマチェックリストの例

- □何かの拍子に，強くおびえることがある
- □死を強く恐れる
- □特定の出来事について繰り返し話すことがある
- □何かの出来事に関連した遊びをする
- □怖い夢をみることがあるようである
- □過去にあったいやな出来事が，あたかも今起こっているかのようにおびえたり，怖がったり泣き出したりすることがある
- □何かを思い出して，取り乱すことがある
- □特定の出来事について考えたり，話したくないという
- □特定の出来事を思い出させるような場所や人や物，あるいは活動を避けることがある
- □過去にあったいやな出来事を思い出しにくい
- □他の子どもがすすんで参加するような新たな活動に興味をもちにくい
- □「赤ちゃん返り」「幼児返り」がみられる
- □「一人ぼっちでさびしい」といった様子がある
- □「わかってくれない」ということがある
- □大人にまとわりつく
- □感情表現が少ない
- □将来についての夢がない
- □寝つきがわるい
- □夜中に目を覚ますことがありぐっすり眠らない
- □怒ったり，癇癪（かんしゃく）を起こすことがしばしばある
- □集中力がない
- □警戒心が強く，用心深い
- □急な物音にびっくりすることがある
- □何かを思い出したのをきっかけに身体のだるさ，不調，腹痛や頭痛や吐き気などを訴えることがある
- □何か特定の出来事がまた起こるのではないかと怖がるような態度がみられる
- □ある出来事を悪いことの前兆だと思っている（こだわり，ジンクス，縁起かつぎなど）
- □特定の出来事を自分のせいで起こったと感じていたり，そのことについて自分を責めるようなことがある

（金　吉晴：心的トラウマの理解とケア．第2版，じほう，2006年より）

最後に遊びのスペースについて述べる．

避難所では，生きていくことが最優先で，食事や睡眠などの基本的なスペースの確保が優先される．そこでは，子どもたちも大声をあげたり，走りまわったりすることが制限される．

表Ⅲ-3　子どもにやさしい空間の理念

①子どもにとって安心・安全な環境であること
②子どもを受け入れ，支える環境であること
③地域の特性や文化，体制や対応力に基づいていること
④みんなが参加し，ともにつくりあげていくこと
⑤さまざまな領域の活動や支援を提供すること
⑥誰にでも開かれていること

（国立精神・神経医療研究センター，日本ユニセフ協会：子どもにやさしい空間ガイドブック．2013年より）

ユニセフでは，「子どもにやさしい空間」という名称で，遊びや学びを通じて子どものこころや体の健康をまもる理念を提言（表Ⅲ-3）している．災害後であっても，子どもの成長にとっては，かけがえのない時間であるという考えから，「安全・安心な空間を一刻も早く作り，地域の実情に合った行政・ボランティア・支援団体などの体制・対応力を用いて，子どもに関わる全ての人びとにより，子どもを支援していく，としていくことが望ましい」としている．

〔参考文献〕
1) 内閣府：被災者のこころのケア―都道府県対応ガイドライン．2012
2) 金　吉晴：心的トラウマの理解とケア．第2版，じほう，2006
3) 日本赤十字社：災害時のこころのケア．2004
4) 国立精神・神経医療研究センター，日本ユニセフ協会：子どもにやさしい空間ガイドブック．第1部（理念編），第2部（実践編），2013
5) Inter-Agency Standing Committee（機関間常設委員会）：災害・紛争時等緊急時における精神保健・社会的支援に関するIASCガイドライン．2007
6) WHO：心理的応急処置（サイコロジカル・ファーストエイド：PFA）フィールドガイド．2013

（江部克也）

2. 被災者（大人）への関わり

1) 避難所での場づくり，関係性づくり

被災者は，突然家族や家を失うような，これまでの生活が激変するような出来事に遭遇し，今後の生活を考え不安や悲しみのなかにいる．その不安を根本から取ることを私たち支援者にできるのだろうか？

私には，被災者の不安や悲しみを取り除くことは難しく，できることではないと思われる．また，その道の専門家でもない．しかし，被災者の不安を受けとめ，被災者に寄り添い一緒に考えようとする姿勢や生活支援に合わせた多面的なケア，場づくり・関係性づくりなら私たち支援者にもできるのではないかと考える．

突然降りかかった悲しい出来事に遭遇した人やその家族は，何時になっても癒されることやその悲しみを忘れることはない．その後の歳月が，人々の苦しみを軽くするのではなく深くするという悲劇の連鎖・2番底という悲しい実態も報告されている．改めて，被災後の支援のあり方を問いなおして，私たちにできる被災者に寄り添う持続的ケアについて共に考える機会としたい．

2）支援者が痛みを受けた人たちに寄り添うために

(1) 避難所の過ごし方——語りあえる場づくり

①お茶飲み会の機会を設ける

　「水分を摂りましょう」と言っても，口渇を感じにくい高齢者には難しいこともある．定期的な茶話会の開催は水分摂取の機会としてだけでなく，精神的に塞ぎ込みやすくなっている被災者にはコミュニケーションの場となる．

②体操・ストレッチ，散歩の機会を設ける

　身体を動かすことで，胃腸などの内臓の働きが活性化し血行もよくなる．また，筋肉の緊張もほぐれ，気分的にもリフレッシュにつながる．

　避難所生活で発症しやすい筋力低下や深部静脈血栓症の予防のためにも，適度な運動を推進する．散歩や体操は気分転換にもなり，精神的にもよい作用を得ることができる．声かけをして，ぜひやっていただきたい．

- ストレッチとは：筋肉を引っ張って伸ばす運動
  → 効果：心身のリラックス，自律神経を整える．
- ラジオ体操とは：ストレッチ運動がたくさん盛り込まれている．（写真Ⅲ-1）
  → 効果：全身の血行促進，腸の働きを整える．

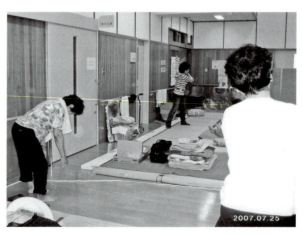

写真Ⅲ-1　ラジオ体操（健康体操）——合併症の予防と規則的な生活のために
（新潟県中越沖地震発生9日目の避難所より）

- お散歩ツアーの企画
    - →効果：心身のリフレッシュ，全身の血行促進，筋力低下防止につながる．

3) こころのケア

(1) 孤立無援にしない支援

被災者が支援者の関わりにより，その支援者の存在をこころのより所と感じることができ，<u>孤立無援</u>ではないと気づくことができる．1日も早くこころの安定が戻ることが何よりのこころのケア（支援）である．

- 支援者の活動・行動，行為によって，被災者が笑顔を取り戻し，また，感謝の表明を含む肯定的な感情を取り戻すことができる．
- 看護師の活動・行動，行為によって，計り知れない喪失を体験している被災者が，残された自分の心身の変化に気づき，健康管理を考えることができる．

(2) 被災体験を語れる場づくり

■被災者中心

相談を受けた時はプライバシーが保たれ，秘密と尊厳が守られ，安全が確保されて気が散らないように静かな場所で行うことが望ましい．個人的な出来事を話された時は，秘密を守る．

①傾聴
- 人は気持ちよくしゃべらせてくれた人に好意を抱き，こころを開いていくものである．相手の言うことによく耳を傾けて聴くこと．

②共感
- 相手の言うことを否定したりせず肯定的に受け止め，支持する．

③傾聴（受容）と共感

■グッドリスナーになる

無理矢理被災体験を質問したり安易に同情したりせず，被災者と視線を合わせ，話のペースに合わせ，時には相づちをうつなどしてじっくりと話を聴く．

誠実で熱意をもって思いやりの気持ちで接することが大切である．

- 発言を非難せず傾聴する（自責感・恥の感覚への対応）．
- 基本的には話したほうが回復には役立つが，無理する必要はなく，話せることから話すだけでもよいと伝える．
- 身体的接触には留意する．

(3) 被災者のいかなる不安も放置しない

さまざまな不安が解決されないとそこから疑いが生まれ，信頼関係を築くことができなくなる．大切なことは疑いのこころを育てないことである．つまり，被災者の不安が疑いになる前に，支援者は解決や不安を取り除くような行動をとるべきである．

(4) 専門家につなぐ

■ 持続的なケア・複合的なケアの実践

　・第一次衝撃：生命の危険，悲惨な体験
　・第二次衝撃：家族や友人の死，家財の喪失
　・第三次衝撃：二次的な生活変化

と，被災者の悲劇の連鎖は続く．

　上記から，

①被災体験を話せる人や大切な人に結びつける．
②治療が必要と思われる時には，社会的支援を紹介し結びつける．支援者は抱え込まないことである．
③適切な医療・社会サービスを受けられるように情報提供をする．

4）支援の4つのポイント

①傍にいる：同じような体験をした人に傍にいてほしい．
②耳を傾ける：「前にも聞きました」とは言わず，何度でも同じことを聴く．
　　　　　　　被災者は何度か話すうちに，「前に私，このこと話しましたね…」と，理解できるようになる．
③手を動かす：人に話したくない時は無理に話さず，自分の書きやすい言葉（日記など）で書くことで，こころの整理につながる．その時は否定的な文章ではなく，前向きな肯定的な文章を心がける．
④足を動かす：外出・旅行・将来の計画を立てる．

　支援者として，恐怖，さまざまな不安・喪失というような痛みを体験している人の生活の営みのなかに入り，被災者の生きる力の回復や自己治癒力を活用しながら，自立生活へのケアや温かく見守る支援の実践は素晴らしいことだと思える．

　社会に生活する人，身体的，精神的，社会的に新しく生きる力の回復・自立に対する支援

参考資料①　被災者のこころのケア

> ①安全を保障し，安心感をもたらす
> ②具体的な行動が取れるように支援する
> ③セルフケア不足を補う
> ④ストレス反応を理解し回復の見通しを持てるように援助する
> ⑤被災体験を語れるように援助する
> ⑥被災体験を共有できる人々との結びつきを援助する
> ⑦被災前のライフスタイルを取り戻せるよう援助する
> ⑧個人相談への対応
> ⑨要治療者の見極めと専門的治療への援助

（中村博文，他：精神医学的文献からみた災害時におけるこころのケア．千葉県立衛生短期大学紀要．27（1），p.188，2008年より）

参考資料②　サイコロジカル・ファーストエイド─活動の中心

①サバイバーに近づき，活動を始める
②安全と安心感
③安定化
④情報を集める……ニーズと心配ごと
⑤実際的な援助
⑥支えてくれる周囲の人々との関わりを促進する
⑦対処の方法に関する情報
⑧他の支援事業を紹介する

(WHO：心理的応急処置（サイコロジカル・ファーストエイド：PFA）フィールド・ガイド．WHO出版，www.who.int より)

は，まさに災害被災者に対する支援者の目指すものだと考える．

　災害が生じた時，予期せぬことが起こり，その出来事によって大きな衝撃を受け，突如危機に陥った人は少なくはない．そのこころの溝を完全に埋めることは不可能だが，少しでもこころ穏やかに過ごすことができるようにケアしていくことが，"治療"ではなく"ケア"であると考える．周りの状況を見つめ，その人のこころのシグナルに気づくことができれば，その人のニーズにもたどりつくことができるだろう．

　被災者の方々が元の生活に戻るためには，私たちの想像を絶するほどの大きな壁がある．支援者としては物や環境を揃えるということだけではなく，心理面でも支援していくというところまで視点を置く必要がある．

（山﨑達枝）

被災体験者からのメッセージ

第Ⅳ章

1. 東日本大震災
― 18歳から80歳までの41人の知的障がい者の命を津波から守った施設長

平成23年（2011年）3月11日，午後2時46分に発生した東日本大震災——われわれが予想もしない大きな地震・津波・火災に見舞われ，施設は全壊した（**写真Ⅳ-1**）．

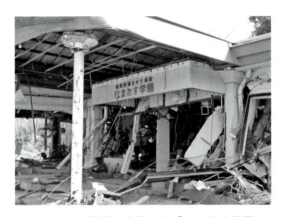

写真Ⅳ-1 震災で全壊した「はまなす学園」

障がい者支援施設「はまなす学園」では，地震発生と同時に館内放送し避難指示を出した．今まで感じたことのない揺れ，建物の石膏ボードの粉が舞い散り，非常灯のカバーが落ち，利用者は驚ろいて立ちすくんでおり，自力での避難は難しいと感じた．

日頃の避難訓練では地震・津波の際は，徒歩で裏山に避難することになっており，高台のB＆G海洋センターの体育館前あるいは体育館に避難する予定であったが，混乱して泣きながらその場を動かない利用者，走り回る利用者で，徒歩での避難は難しいと判断して車での避難を決意した．29人乗りのマイクロバス，10人乗りのバス2台に自力で乗り込む利用者や職員が抱きかかえて乗り込ませる利用者などさまざまであったが，1秒でも早く高台へと避難させた．B＆G海洋センターまでの上り坂を車で1～2分，余震が続くなか，午後3時過ぎには全員が避難を終えた．

マニュアルどおりの避難をしていたらテラスの吊り天井が落ちてきたり，徒歩での避難

では津波に巻き込まれる可能性もあったため，また戻れる，一時的な避難と考え，利用者にとって大切な薬だけを持って1秒でも早く高台へと避難したことが，今現在，生きていられることだと感じている．

避難の際は現金や書類・備品のことは頭になく，利用者・職員の優先と，利用者の薬のことだけを考え，てんかん発作の薬や向精神薬などは袋に入ったままで持ち出し，保険証や療育手帳は1人ずつあらかじめセットされていたものを持ち出した．最後に，余震が続くなか，建物内の倉庫に保管してあった非常食・非常水を男性職員3人で車に積み込んだ．普段使わない防災備蓄品は倉庫の奥にあり取り出すのに手間取って，3〜4日分しか出せなかったため，備蓄品は揺れているなかでもすぐ取り出せる場所に保管すべきと改めて感じた．はまなす学園は全壊し，備品も書類も何もかもが津波もろとも流され，職員の車もどこへ行ったのかわからない状態であった．

この体験により，避難訓練の知識を全職員が徹底して共有すること，その時の判断により指示し全職員が同じ行動をしてこそ早くスムーズに避難できると感じた．

平成23年3月11日〈第一次避難〉

B&G海洋センターグランドまで避難したものの津波はグランドぎりぎりまで迫ってきたので，恐怖を感じてさらにもっと上の家族旅行村のオートキャンプ場まで避難した．やがてあたりは真っ暗になり，全員薄着だったので寒く，濡れている利用者もいたので家族旅行村ではケビンハウス3棟を間借りし，職員も含め60人が布団に重なりあって休んだ．大きな余震が頻繁にあったため利用者も落ち着かず，職員は疲れているなかで必死に利用者支援にあたった．

ケビンハウスは高台にあったので山田湾を挟んで対岸の炎と爆発が見え，職員が「あそこが自宅だ，だめだ」ともらしていたのも頭から離れなかった．非常食・非常水で一晩を過ごし，利用者には津波を見せなかったが，山田町の街が赤く燃えている光景は利用者の目にも映ったと感じている．奇声を上げる者，徘徊する者，興奮状態が続くなかで職員も利用者も一睡もできなかった．道路は瓦礫で埋まり，寸断されており，ラジオはなく携帯電話もつながらない．そのようななかで携帯電話のバッテリーをもたせるため，職員には交代で1人ずつ電源を入れさせた．

利用者を助け出せたことはよかったが，これからどうすればよいのか見当がつかず，情報もなく，日本沈没かとも思ったほど孤立していた．

平成23年3月12日〈第二次避難〉

3月12日の朝になり，自衛隊のヘリが飛んで来たのでシーツを振って生存者がいることをアピールした．はまなす学園は壊滅状態，周りの施設も民家も壊滅状態で，災害の大きさにびっくりした．また，遠くに見える山田町の風景も戦争の後のように目を疑うかのごとく変わりはてており，これからはまなす学園の利用者をどのように生活させ，支援していくか

私自身もパニック状態であった．

　裏山から火の気が回ってくるという情報が入り，まず船越地区で避難所探しをしたが，60人程を受け入れる場所もなく途方にくれた．しかし，諦めずに岩手県立青少年の家へお願いに行き，受け入れてもらうことができた．電気，水道，水洗トイレも使用できず，懐中電灯や持ち込んだ非常食・非常水で利用者支援にあたった．一晩は一般の人と同じ体育館の避難所で過ごしたが，どうしても一般の人となじめず，苦情も出たことから，2日目からは管理者にお願いして別棟の会議室を間借りした．

　職員の車も流され移動する車もなく，ガソリン・灯油もない．雪は降り，寒いという悪条件の日々のなかで出勤職員は必至に支援を続け，2週間程泊りがけで生活したことを今でも覚えている．家族の安否確認も通信網の寸断によりできずにはがゆい，複雑な気持ちのなか，職員同士励ましあい，日々を生きるための支援にあたった．

　発災から3〜4日後に，おにぎり1個から始まり，徐々に水，おにぎり，カップラーメンなどの救援物資が届き命拾いしたと思っている．生まれて以来初めて，おにぎりの米一粒のありがたさを感じた．県，市町村，県社協，知的障害者福祉協会の支援も徐々に始まり，内陸部の施設職員が派遣され応援にかけつけてくれた時のありがたさは身にしみる思いだった．

　利用者は興奮が続き夜は寝ない，奇声を上げる，などなどで，さらには発熱したり体調不良を訴えるなど，さまざまであった．病院も救急車もなく徒方にくれたが，数日後全国から医療班が巡回にこられ，ようやく診ていただくことができた．このような生活支援を続けながら約1か月を過ごした．

平成23年4月11日〈第三次避難〉

　4月11日，青少年の家を小学校として使うということで，親和会山﨑幸男理事長の取り計らいにより，はまなす学園とケアホーム希望の利用者・職員は，当法人親和会所有の旧・陸中海岸ホテルへ移動し，3回目の避難所生活を始めた．電気は発電機を午後5時〜9時まで稼働させ，明かりのみの最低限使用で，水は支援物資のペットボトルの水を使用し，食事は自衛隊の炊き出し，おにぎりで日々を過ごし生活支援を行った．

　朝早くから夜遅くまで食事の支度や仮設トイレの掃除，利用者の生活支援など派遣職員の皆様からさまざまな手助けをいただき，職員も交代制で支援ができるようになったことは，私としても心強いものであった．

　岩手県内陸の障がい者施設の派遣職員が毎回1〜4人，北海道保健福祉部・北海道知的障害者福祉協会の取り計らいにより北海道の障がい者施設の派遣職員6人が13班，青森県の障がい者施設の派遣職員6人が5班，3月中旬〜7月まで支援・介護に率先的に入ってくれた．また，6月〜8月末まではNPO法人災害看護支援機構（当時，山﨑達枝理事長）からは，東京，名古屋，北陸，四国，九州，沖縄方面から20人を超える看護師の皆様に看護支援に入っていただき，感染症予防，体調管理，心のケアをしていただいた．

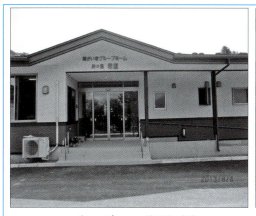 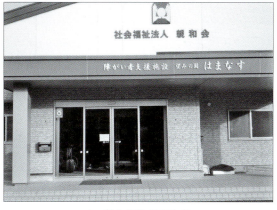

a. グループホーム絆の里 希望　　b. 望みの園 はまなす

写真Ⅳ-2　新施設での事業再開

仮設施設での再開〈平成23年7月15日〜〉

7月15日，待ちに待ったはまなす学園の仮設施設（グループホーム型10人規模仮設施設2棟）が完成し引越ができた．仮設での生活は10人規模の2棟に男女を振り分けて34人，1人部屋に2人で生活を始めた．狭いとはいえ，贅沢はできず，不安定さは続いたが，徐々に落着きを取り戻し，しばらくの間は利用者の生活支援や健康管理，心のケアをしながら，震災前の生活に少しずつでも戻れるように職員が一丸となって支援にあたった．

新施設での事業再開

平成25年8月1日より，船越地区の高台に「障がい者グループホーム絆の里希望」の引っ越しをして事業を再開し，また，障がい者支援施設「望みの園はまなす」（旧・はまなす学園）も，平成26年4月1日，山間の豊間根地区に新築し，事業を再開をしている（**写真Ⅳ-2**）．その他，社会福祉法人親和会の高齢者施設「小規模多機能センター絆の里やすらぎ」を平成25年8月に船越地区の高台に新築し，事業を再開した．また，保育事業においても台湾赤十字組織より支援金をいただき，「日台きずな保育園」（旧・わかき保育園）として船越地区の高台に新築し，平成25年11月1日より事業を再開している．

（芳賀幸一）

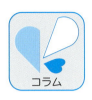 ## 2. 被災した看護師による避難所での活動

　2011年（平成23年）3月11日，津波が押し寄せた地域に住んでいた私たちは，その日，自宅にて被災者となった．赤十字看護師として教育を受けた2人は，救護活動をするという思いが一致．自宅周辺の水かさが減った震災2日後の13日，まもなく来るだろう救護班へのつなぎの役割を担う思いで，家庭にある必要物品をかき集め，避難所に向かった．渡波小学校周辺の道路や校庭は瓦礫で埋め尽くされ，1階の教室にも津波の爪痕があった（**写真Ⅳ-3**）．私たちは，2階の臨時職員室にいた校長に救護を申し出て許可を得た．約1,200人の避難所となった小学校の教室や体育館は避難者で埋め尽くされ，雑魚寝状態のすぐ脇を人々が土足で歩いていた．活動拠点にした体育館中央には，水や衣服など持ち寄られた物品が載った卓球台があり，その一角に持参した衛生材料などを置き，即席の救護所を開設した．まずは急性肺血栓塞栓症（エコノミー症候群）発生予防の声かけと血圧測定をしながら巡回し，避難所全体の健康状態を把握した．薬がないことへの不安を訴える人や血圧測定値も180〜200/mmHgと高値の人が多かった．避難所は，認知症や精神疾患の症状の悪化で奇声

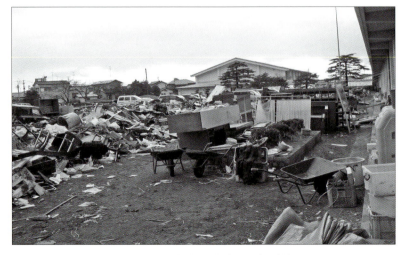

写真Ⅳ-3　石巻市立渡波小学校避難所

を上げる人や徘徊する人，体育館の奥部屋に衣装ケースを置いて排泄しているお年寄り，床上にじかに寝ている要援護者や傷病者もおり，ペットも混在していた．水や物資の不足があり，劣悪な環境による感染症やDVT（Deep Vein Thrombasis：深部静脈血栓症）の発生が懸念された．巡回後は，避難時に負傷したガラスや釘刺しなどの創処置を行った．対応が一段落した時に，今後の活動方法を話しあった．電気や通信も途絶えていること，物品やマンパワーが限られていること，自分たちも被災していることから，無理はしない範囲で，昼間だけ活動することにした．他の看護師からも協力の申し出があり，この日から救護班に引き継ぐまでの1週間，人が入れ替わりながらも，看護師3～4人，看護学生3人と一般の人1人の即席救護班として活動した．

　翌朝，救護班に引き継ぐための状況把握を優先に考え，初めに地域の本部となっている市役所支所に行き，周辺避難所や利用者数などの情報を得た．その後，看護師と看護学生がペアとなり，周辺避難所の巡回看護を行い，要援護者の把握を行った（図Ⅳ-1）．看護師1人は必ず救護所に残り，相談対応や創処置など避難所内の要請に対応した．巡回後は皆で情報を共有し，対応に迷う状況があれば，そのつど相談した．14日に到着した自衛隊に交渉し，透析患者や釘刺しなど破傷風予防が必要と思われる人，病院での処置が必要と思われる火傷の人などの病院搬送を依頼した．私たちの活動を見た人が，被災した1階の教室を片づけてくれたので，活動拠点を移し「ボランティア救護室」と貼り紙した．対応が途切れた時に耳に入るラジオからは石巻のことは全く報じられず，周囲で何が起こっているのかがわからず，「なぜ救護班は来ないのだろう」と心細さも募った．

　15日になると，避難所に看護師がいることを知った自宅被災者からの要請が入りはじめた．地域に1人残っていた消防士からの応援要請もあり，共に緊急対応を行った．市内に通

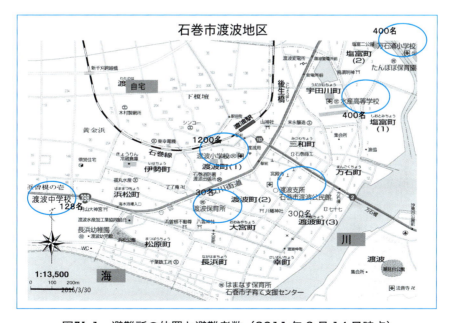

図Ⅳ-1　避難所の位置と避難者数（2011年3月14日時点）

じる橋が寸断されたり救急車も被災したため，要請した救急車の到着に時間を要していた．その間に看護師が収集した情報や対応したことをメモに記し，救急隊に渡した．避難所内でも，貧血で倒れる人や薬を服用しないためと思われるてんかん発作などの対応に呼ばれた．救護室にも体調不良の相談や余震に怯えて駆け込む人，創処置に訪れる人がいるため，役割分担して対応にあたった．「こんな年寄りが助かってしまって……」と，毎日救護室にくるお爺さんがいた．指先の小さい傷だったが，「せっかく助かった大切な命，頑張って生きましょう」と絆創膏を張り替えながら声をかけることが，お互いの心のケアになった．

　日中は被災自宅の片づけや人探しをして，夕方に避難所に戻る生活していた大人たちや病院から戻った人々から情報を得ることができた．避難所の班長や教員が参加して毎日行われるミーティングにも参加し，情報を得た．精神科の病院が受け入れを開始したこと，近くの調剤薬局が被災を逃れた薬で対応していることを知り，相談者に伝えた．病院で足の火傷の処置を受けたのに，その後，冠水した道路を歩いて帰ってきたという話を聞いた時は，看護師たちで今後の対応を再検討し，創処置は救護室で行うことにした．隣地区の避難所に開業医がいる情報も得た．要援護者で排尿がない状態の人に点滴が必要と判断した時は，車で避難所に来た人に乗せてもらい，開業医に診察を依頼した．その医師から，市の中心部の水が引いたことを聞き，共に医師会長のところへ行き，医師の派遣を要請した．16日，心待ちにしていた医療班が訪れた．医師会の医療班に避難所の状況を伝え，対応方法を打ちあわせた．内科医と看護学生が避難所内を巡回して診察と処方を，外科医と小児科医は救護室で診察と処置をすることにし，避難所内に診療体制について広報した．この日は避難所初の炊き出しが行われ，1人5 cm大のおにぎりと紙コップに3 cmくらい入ったラーメンを食べた．久しぶりの温かいスープは，避難所の人たちを笑顔にした．

　17日，救護室に訪れる人は少なかった．前日に医師の訪問があったための安心感と思われた．しかし私たちは，避難所のみならず地域全体に医療ニーズがあること，医療班が処方した3日分の薬がなくなる前に，今後の継続的な医療介入が必要と考えた．一時的に訪れた救護班からの情報で，震災の規模が大きく，現状を把握している状態であること，次にこの避難所にいつ来られるかはわからないことを知った．18日，避難者たちで瓦礫を片付けた校庭にヘリが着陸し，自衛隊の医療班が到着した．また，日本赤十字社の救護班も到着したので，看護師2人が災害拠点病院に出向き，継続的な救護班派遣を要請して「翌日から派遣」という回答を得た．

　19日，避難所にいる要援護者の情報を記したノートを救護班に引き継いだ後，周辺避難所などに救護所が開設されたことを伝えた．こうして看護師だけの救護活動が終わった．

　振り返れば，1週間という短い期間ではあったが，忘れられない濃い時間であった．救護活動を進めるなかでリーダーを決め，救護班を組織化し，たくさんの情報を整理してさまざまな分野の人々の協力をもらい，優先順位をつけながら活動した．人の命を守るという必死な思いと日々の看護の積み重ねが，私たちの活動を支えた．

（髙橋洋子，津田佐都子）

3. 視覚障がい者が避難所で生活するということは
——東日本大震災から現在までの状況から見えてきたこと

1 視覚障がい者の置かれた立場

　仙台市には 2015 年（平成 27 年）現在 107 万人が住んでいる．

　その中で，身体障害者手帳所持者は 31,937 人であり，65 歳以上が 66％で重度障がい者の割合が 49％となっている．そのうち視覚障害手帳所持者は 2,104 人で 65 歳以上が 61％を占め，重度障がいの割合が 66％と，視覚障がい者は高齢で重度障がいの人が多いのが現状である．このことが震災で，健常者と比べて障がい者が 2 倍の被災率になった原因の 1 つだと考えられている．

　仙台市視覚障害者福祉協会にはおよそ 230 人の会員がいる．

　東日本大震災による建物の被害状況は全壊 6，全半壊 6，半壊 38 軒で，宮城県内の障害者手帳を持つ視覚障がい者のなかで亡くなった人は 68 人で，仙台市では会員以外の人が 4 人亡くなっている．

　本協会と岩手県・宮城県・福島県の視覚障害者協会で，被災した視覚障がい者に聞き取りやアンケート調査を行い，詳細な被災状況や困りごとなどを集約したところ，視覚障がい者であることからくる差別的な扱いや盲導犬の拒否，トイレに自由に行けない，食事の支給に並べないことなどや，特に避難所では「情報保障」が全くないなかで過ごさざるを得なかったことがわかった．

　そこで，本協会と岩手県・宮城県・福島県の視覚障害者協会は，日本盲人会連合（以下，日盲連）と協力して 43 項目の要望書を，所属する自治体の長に提出した．

2 3.11——あの日から

(1) 地震時の状況

　私は視覚支援学校（盲学校）に勤務する全盲で，あの日の 14 時 46 分は，授業がなく職員室の隣の休憩室にいた．いすに座っていたので，揺れて転ぶようなことはなかったが，あまりの揺れの長さと，同僚の先生が「やめろ，やめろ」と何度も叫ぶ声や棚から書類や本・植

木鉢が落ちる音がした．映画の1シーンに取り込まれたようで，その揺れはでこぼこ道を暴走する車のようで，恐怖がどんどん増幅していく感じだった．

その後，生徒も先生たちもグラウンドへ避難し，校内の安全点検が行われたが，人的な被害はなく，拡大読書器などの落下・破損だけですんだ．

(2) 盲学校での対応

本校では，担任が保護者と連絡をとり，迎えにきてもらうことを優先して，生徒の安全確保を行った．次に，津波により自宅を失った生徒や生活環境が整わない生徒のために食堂に畳とふとんや毛布を敷き詰め仮の避難所的なものをつくり，とりあえずの環境を整えた．

本校は，避難所指定がされていなかったことから，物資は何も届かなかった．こうした避難所生活は，震災から3週間ほど続いた．その間は先生方からのカセットコンロや食料品の差し入れなどで賄っていたようであった．

(3) 安否確認

私の実家は気仙沼の大島で，津波が心配であったが，家は比較的高台にあり，海から離れているので大丈夫だろうと思っていた．両親が無事だとわかったのは10日後であった．家内とは，こちらからは連絡がとれなかったが，向こうからは電話もメールもつながり，ほっとした．

本協会の福祉プラザの事務所に大きな被害はなく，書類が散乱した程度であったので，すぐに会員の安否確認が始まったが，電話もなかなか通じない状況であり，230人を超える会員の安否確認ができたのは2か月後であった

(4) 情報の大切さ

当初は，ラジオだけが唯一の情報源で，被災状況や生活に関する情報は，電気が回復するまではNHKラジオによるものだけであった．電気が回復してからは，テレビの主にテロップによる情報が有効で，その他にはインターネットが使える環境ではツイッターから情報を得ることができた．

3 被災団体としての活動

本協会では，メールにより国や県，仙台市からの情報を会員に送信している．さらに，震災1年後からは語り部活動・情報誌の発行・要望書の提出・義援金の配布などを日盲連と協力して実施している．語り部の活動は，札幌から北九州まで20か所を超え，情報誌は第5号まで発行している．

4 日頃からの備えが大事

震災を踏まえ，日頃からの備えの大事さを改めて感じている．

①安全の確保

自宅や職場，学校移動中など，災害が起こった時どう対応するかシミュレーションしておくと安心であり，自宅でも職場でもどこに行けば安全かを知っておくことが大事で

ある．
②飲料水や食料品の備蓄・避難用グッズの整備
③コミュニティーづくり

普段から挨拶などをして，周りの人々とコミュニケーションづくりをしておくことも大事である．

5 今後の課題

下記の内容について日頃から取り組んでおくことが必要であると思う．
①視覚障がい者の啓発活動
②会員以外の視覚障がい者への情報提供
③地域の仲間として障がい者・災害時要援護者としての個別の避難計画の策定

次の災害では東日本大震災のような大きな被害にならないように，1人でも多くの障がい者が救われるように，今後も努力していきたい．

6 最後に──視覚障がい者への配慮について

視覚障がい者は情報障がい者ともいわれており，文字情報や写真・絵のような2次元で描かれた物は理解できない．また，知らないところでは移動も困難になることが多い．そこで，視覚障がい者と気づいたら「何かお手伝いしましょうか」などと声をかけてほしい．そして，必要な情報を教えていただけると助かる．例えば，避難所では，掲示板に書かれている情報を読んだり，トイレなどへの誘導や食事の支給で並ぶ時など，一緒に行動してもらえると助かる．

誘導では，視覚障がい者に肘の上あたりを持ってもらい半歩前を歩くと安全に誘導できる（図Ⅳ-2）．右や左に曲がる時や段差などでは，前もって説明する方法もある．誘導の方法は，生まれつきの全盲か中途で見えなくなったかによっても異なるので，どのようにしたらよいかは当事者に聞いてほしい．決して，白杖を持ったり，後ろから押したり，抱きかかえるようにしての誘導は止めていただきたい．

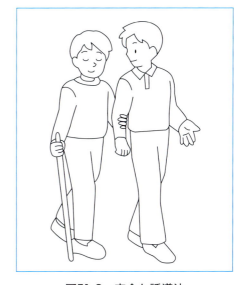

図Ⅳ-2　安全な誘導法

〔髙橋秀信〕

4. 福島第一原発事故に伴う大規模避難所の実際

　筆者は，2011年（平成23年）4月より約2か月間，福島県郡山市にある「ビッグパレットふくしま」というコンベンション施設に設置された避難所において，福島県庁避難所運営支援チームとともに避難所運営の支援を行った（**写真Ⅳ-4**）．この避難所には，福島第一原発事故に伴い設定された警戒区域，緊急時避難準備区域，計画的避難区域の住民が避難していた．また，この避難所には行政機関そのものが避難を余儀なくされた富岡町，川内村の災害対策本部が設置されていた．そこで本稿では福島第一原発事故に伴う大規模避難所の実際について紹介する．

1　東日本大震災の発災から避難までの状況

　ここでは，富岡町総務課の聞き取りをもとに富岡町の避難状況を紹介する．
　2011年3月11日，14時46分，東日本大震災発生．すぐに富岡町災害対策本部を設置し，

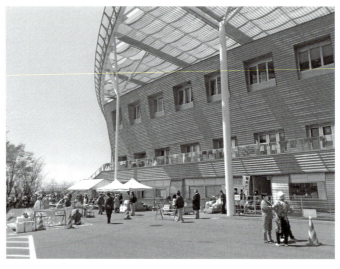

写真Ⅳ-4　ビッグパレットふくしま

防災行政無線による海岸沿いの住民の避難誘導を行う．15時30分，津波の第一波が到達，地震と津波によりインフラが壊滅的被害を受ける．大きなインフラ被害と余震が多いため，地震・津波による被災者の避難所を設置する．

12日，6時頃，原発に係る避難を自主判断し（国，県からの連絡・指示はなし），隣に位置する川内村に富岡町民の受け入れを要請する．7時頃，原子力事故による避難指示を発令，バス・自家用車での避難が始まる．川内村には約6,000人が避難．川内村は17か所の避難所を富岡町民に開放し，川内村民が炊き出しなどの支援を行う．15時頃，災害対策本部要員を残し，役場職員を富岡町民が避難している川内村，三春町，郡山市，田村市方面へ移動させる．15時36分，1号機水素爆発．爆発により災害対策本部も川内村へ移動する．

13日，それまで使用できていた固定・携帯電話の通話ができなくなる．衛星携帯電話のみ使用可．川内村は孤立状態に陥る．情報が遮断され，支援物資も届かなくなっていた．食料とガソリン不足が顕著であった．

14日，11時01分，3号機爆発．

15日，6時10分，2号機で爆発音，4号機爆発．原子力保安院より屋内退避で大丈夫との情報が入る．

16日，7時00分，富岡町長と川内村長が話しあい，川内村よりの避難を決定する．9時，避難開始．約60 km離れた郡山市内の「ビッグパレットふくしま」に約2,500人（うち約1,500人が富岡町民）が避難する．深夜，避難が完了する．

2 大規模避難所の実際

この避難（避難所）の特徴として，
①原子力事故避難（放射能汚染に伴う避難）
②分断避難（コミュニティー・家族が分断されたかたちでの避難）
③広域・拡散避難（市町村の住民が広域にかつ拡散されたかたちでの避難）
④市町村混在避難所（いくつもの市町村の避難者が混在している避難所）
⑤地域外設置避難所（被災した市町村外に設置された避難所）
を挙げることができる．

この避難所の管理運営は，同施設に災害対策本部を設置している富岡町，川内村と施設の指定管理者の公益財団法人福島県産業振興センターによって行われていた．また，福島県庁の市町村支援チームが富岡町，川内村の行政支援にあたっていた．加えて，各省庁，都道府県，県外市町村からの職員派遣による行政・避難所支援も行われていた．

しかし，これらの主体による献身的な避難所運営が行われてきたのにもかかわらず，先に指摘した避難（避難所）の特徴による影響（①原子力事故避難：避難者が自らの置かれている状況を受け入れられない，先の見通しがたたないなど，②分断避難：コミュニティーがバラバラなため自治機能を活かした自主運営が困難など，③広域・拡散避難：市町村が避難所運営と広域・拡散した避難者対応の二正面作戦をとらざるを得ないなど，④市町村混在避

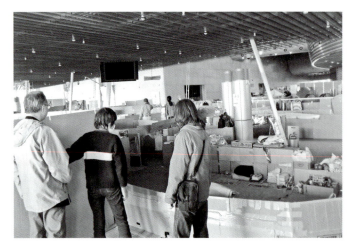

写真Ⅳ-5　震災から1か月後の避難所内

難：富岡町，川内村以外の避難者に対する支援の当事者（自治体職員）の不在など，⑤地域外避難：行政機能自体が避難しているため，避難者対応に並行して行政機能の立ち上げをしなければならないなど）によって，震災1か月が経過した避難所では，いまだノロウィルスの発生などといった厳しい状況が続いていた（写真Ⅳ-5）．

3　福島県庁避難所支援チームの設置

　このような状況を改善するため，4月11日に福島県庁避難所支援チームが新たに設置された．このチームの設置目的は，避難所の管理運営主体間やさまざまな支援者・団体間の調整と富岡町，川内村が対応困難な事象，すなわち他市町村の避難者支援の補完にあった．

　設置以降，福島県庁避難所支援チームは，管理運営主体間やさまざまな支援者・団体間の調整と他市町村の避難者への支援とともに避難所の状況改善のため，

①避難者名簿の見直しとフロアーマップの作成（避難前の住所，世帯構成，援護の有無，避難しているフロアー位置などを一覧できる名簿とフロアーマップの作成）

②緊急時避難経路の確保（余震が続くなか，避難所に緊急事態が起きた場合の避難経路の確保）

③避難スペースの改善（不衛生な避難スペースの解消と適切な避難スペースの確保によるプライバシーの確保）

④女性専用スペースの確保（更衣や化粧のみならず女性だけで時間を過ごせる専用スペースの確保）

⑤フロアー別の自主運営組織の立ち上げ（フロアー別にコミュニティーの構築を図るための住民懇談会の開催と自主運営組織の立ち上げ）

⑥富岡町社会福祉協議会と川内村社会福祉協議会を運営主体とした「おだがいさまセンター（ビッグパレットふくしま生活支援ボランティアセンター）」の立ち上げ（ボラン

ティア受け入れと住民同士の助けあいを促進する機能をもつセンターの立ち上げ）などの取り組みを行っている．このような取り組みによって，震災から1か月後にみられた厳しい状況は改善されていった．

4　おわりに

このように福島第一原発事故においては，先に紹介した特徴にもあるように想定外の避難所ができた．当初その運営は困難を極めたが，福島県庁避難所支援チームの創意工夫と管理運営主体並びにさまざまな支援者・団体の献身的な取り組みと連携による避難所運営が行われることにより，避難所の環境改善がなされていった．この事例は，その特徴からして首都直下地震における避難所の設置・運営に示唆を与えるものであろう．

（稲垣文彦）

■ 索 引 ■

和 文

あ

足湯ボランティア　63
アセスメントシート　28
アセスメントチーム　27
安眠セット　26

い

一般廃棄物処理計画　128
イベント　4, 22
イベントカード　14, 24
医薬品　106
医療介護支援　75
インストラクター　12

え

衛生面の管理　122
エコノミー症候群　124, 154
エデュケーター　15

お

オーラルフレイル　84
お薬手帳　103, 122

か

外国人　117
仮設トイレ　21, 26, 124
環境因子　87
感染性廃棄物　133

き

危険度分類基準　133
帰宅困難者　36
急性肺血栓塞栓症　124, 154
筋力低下　86

く

グッドリスナー　145

グループファシリテーター　12, 23, 29
グレイ（Gy）　135

け

警戒区域　34

こ

口腔ケア　82, 110
口腔内環境　78
口腔内細菌　78
高血圧　93
高齢者うつ　110
誤嚥性肺炎　78, 82, 110
国際生活機能分類　86
こころのケア　66, 138
個人因子　87
ゴミの減容化　130
コミュニティー　4, 26, 38, 88, 142, 159, 161
孤立　90, 145
コンタミネーション　132

さ

災害救助法　35, 52, 127
災害サイクル　74, 83
災害時肺炎　78
災害対策基本法　56, 126
災害弔慰金　70
災害派遣精神医療チーム　140
サイコロジカルファーストエイド　139
在宅酸素療法　113, 122
在宅被災者　36
サインシール　20

し

シーベルト（Sv）　135
支援サービス窓口　41
視覚障害者協会　157

室内気圧　133
シニアインストラクター　15
情報保障　157
処方箋　103
腎臓病　97, 113
心的外傷後ストレス障害　68
深部静脈血栓症　144, 155
シンボル　3, 7, 14
心理的応急処置　67

す

ストレス　66, 80, 88, 115

せ

生活機能　88
生活機能モデル　86
生活支援　152
生活不活発病　86, 88, 118
生活用水　43
赤十字看護師　154
線量当量　134

そ

喪失　61
ゾーニング　7
損失　61

た

大規模避難所　160
退行現象　115, 141
脱水　111

て

定時報告　41
デブリーフィング　67
転倒予防　90, 109

と

糖尿病　97, 107, 114
トリアージ　119

な

内部障がい　25, 113

に

新潟県中越地震　59
二重パック　132

は

廃用症候群　86, 117

ひ

被災者支援　127
ビタミン　92
避難勧告　34
避難行動要支援者　48, 56
避難指示　34
避難者名簿　42, 46, 53, 162
避難所アセスメント　4
避難所運営　4, 36, 59, 161
避難所運営委員会　38
避難所開設　4, 33
避難スペース　44, 162
避難対象者　35

ふ

ファシリテーター　4, 12
封じ込め　134
福祉避難所　31, 82, 119
防ぎえた災害死　72, 78
復興　60
プライバシー　42, 53, 145, 162
フレイル　84
フロアーマップ　162

へ

ベーシックインストラクター　15
ベクレル（Bq）　135

ほ

防災基本計画　126
防災担当役員　17
防災備蓄品　151

放射線量　131
放射能汚染物　131
放射能被曝　131
ポータブルトイレ　110, 122
保健衛生活動　28

ま

マイナートラブル　115
慢性疾患　93, 113

み

見かけ比重　130

め

メインファシリテーター　12, 24, 29

や

薬事法　105
薬物療法　107

ゆ

有害微生物　132

よ

要援護者　31, 35, 48, 50, 55, 83, 109, 127
要配慮者　56, 126

ら

ライフライン　35, 48, 73

欧文

A

Aim　2, 13, 18, 22, 29

B

BCP（Business continuity planning）　74

C

CDC　133

D

debriefing　67
DMAT　2, 83
DPAT（Disaster Psychiatric Assistance Team）　140
DRD（Disaster-related deaths）　73
DVT（Deep Vein Thrombasis）　155

E

EMIS（Emergency Medical Information System）　28

G

Goal　2, 13, 18, 22, 29

H

HAPPY SET　14
HOT（Home Oxygen Therapy）　113

O

Objective　2, 13, 18, 22, 29
OTC医薬品　105
OTC相談カウンター　105

P

PDD（Preventable Disaster Death）　72, 78
PFA（Psychological First Aid）　67, 139
PTSD（Posttraumatic stress disorder）　68

T

Target level　3, 13

シミュレーションで学ぶ
避難所の立ち上げから管理運営 HAPPY
──エマルゴトレインシステム手法を用いて──

定価（本体 2,700 円＋税）

2016 年 4 月 30 日　　第 1 版第 1 刷発行 ©

監　修　山﨑達枝

編　集　江部克也

発行者　佐藤荘介

発行所　株式会社　荘道社
　　　　〒102-0072　東京都千代田区飯田橋1-7-10
　　　　電話 03-3222-5315　FAX 03-3222-1577
　　　　http://www.soudousha.co.jp/

印刷・製本　三報社印刷 株式会社

表紙・カバー・本扉デザイン　株式会社 デザインコンビビア

本書の内容を無断で複写・複製・転載すると，著作権・出版権の侵害となることがありますのでご注意下さい。

乱丁・落丁本はお取替えいたします。　　　　　　　　　　　　Printed in Japan
無断転載禁　　　　　　　　　　　　　　　　　　　　ISBN978-4-908167-05-8

JCOPY〈(社)出版者著作権管理機構　委託出版物〉

本書の無断複写は著作権法上での例外を除き禁じられています．
複写される場合は，そのつど事前に，(社)出版者著作権管理機構（電話 03-3513-6969，FAX 03-3513-6979，e-mail：info@jcopy.or.jp）の許諾を得てください．